일본어권 의료관광 서류의 번역과 작성

본 과제(결과물)는 교육과학기술부의 재원으로 한국연구재단의 지원을 받아 수행된 광역경제권 선도산업 인재양성사업의 연구결과입니다.

일본어권 의료관광 서류의 번역과 작성

| 최수나 지음 |

小花

차례

I. 번역이란

II. 각종 동의서

III. 접수 시 서류

IV. 문진표

V. 종합검사 안내문

VI. 계산서 및 영수증

VII. 리플릿 번역

VIII. 신체 관련 관용적 표현

IX. 부록

I. 번역이란

1. 번역에 필요한 지식
2. 번역은 가능한가
3. 무엇을 번역할 것인가
4. 번역의 프로세스
5. 번역 사례 분석
6. 무엇을 지향할 것인가
7. 번역에서의 우선순위
8. 한국어와 일본어의 번역에 있어서의 문제

1. 번역에 필요한 지식

1) 언어 지식

A언어 및 B언어의 문법적 지식이나 어휘력, 관용적 표현 등을 말한다.

A언어: 모국어. 이해하거나 표현하는 데 어려움이 없는 언어로 능동적으로 구사 가능한 언어를 말한다.

B언어: 모국어는 아니나 모국어와 비슷한 수준의 언어로 A언어를 익힌 후 배웠거나 A언어에 비해 덜 노출된 언어를 말한다. 이해하거나 표현하는 데 어려움이 없으며 능동적으로 구사 가능한 언어이다.

C언어: 수동언어로 이해하는 데는 어려움이 없으나 표현에는 한계가 있는 언어를 말한다. 유럽 등 다국어 구사자가 많은 지역에서는 C언어의 텍스트를 A언어 또는 B언어로 번역하는 경우도 있다.

★나의 언어지식은?

他と異なる使い方は?

(1) 「で」の使い方

① 小銭で支払う
② 電車で通学する
③ 自分の部屋で勉強する
④ ボールペンで書く
⑤ 手で洗う

(2) 「に」の使い方

① 太郎に会う
② 隣の人に消しゴムを借りる
③ 花子にメールを送る
④ パリに着く
⑤ 母に電話をかける

2) 상황지식

일반적인 상식, 문화적 지식 등 世界知에 해당하는 지식을 말한다. 평생 동안 개인의 경험적 지식이나 체험을 통해 독서, 교육, 대화, 매체 등을 통해 습득한다.

★나의 상황지식은?

テスト: 次の文と会話として成り立つ答えは?

(1) 全部白状しろ。楽になるぞ。

① 本当ですね。この椅子は楽です。
② 信じてください。私は無実なんです。
③ ちょっと朝から頭が痛くて。
④ 昨日食べすぎちゃいました。胃がむかむかするんです。

(2) ああ、かゆい！

① まさか、鈴木さん、みずむしじゃないでしょうね？
② それはよかった。
③ そんなにおもしろいんですか。
④ いいですね、うらやましい。

3) 주제지식

커뮤니케이션이 진행되는 상황에서 다루어지는 분야에 대한 지식으로 전문용어, 배경지식 등을 말한다.

전문용어란 특정 분야에서 공적으로 통용되는 용어이나 그 분야에 정통하지 않은 자에게는 통하지 않는 용어인 경우가 많다. 전문용어가 사용되는 이유는 그 용어가 사물의 설명 등에 있어서 보다 간단하게 표현할 수 있기 때문이다.

예) 마케팅: 소구점 → 소비자에게 어필할 제품의 특징.

또한 일반적인 용어이지만 특정 분야에서는 전문용어로 사용될 수도 있다.

예) 컴퓨터 용어에서 [언어]라 함은 프로그램 언어.

주제지식은 상식이나 문화적 지식으로 축적되는 것이 아니며 시간을 투자하여 공부해야 하는 지식이다.

4) 문맥지식

동일 텍스트 내에서 제시되는 새로운 정보로 번역하는 동안 지속적으로 저장되어 활용되는 지식을 말한다.

예) 앞서 A씨께서 언급하셨듯이…

언어지식, 상황지식, 주제지식은 장기기억에 속하는 예비적 지식인 반면 문맥지식은 그보다는 상대적으로 단기에 속하는 지식이며, 텍스트를 통해 얻은 정보를 잠시 저장하여 이해/표현을 돕기 위해 활용되었다가 사라지는 지식을 말한다.

2. 번역은 가능한가

번역의 불가능성은 언어 간 의미 차이, 다시 말해 언어가 속한 현실적 환경의 차이에서 비롯된다. 원어텍스트가 말하고자 하는 바를 100% 번역텍스트에서 표현해야 하지만 이는 이상일 뿐 실제로는 불가능하다. 그러나 번역의 대상은 각 언어권의 어휘적 의미 차원이 아니라 텍스트 차원이다. 다시 말해 단어, 어휘가 아닌 텍스트를 번역하는 것이다.

번역불가능성에서 말하는 2가지 측면은 다음과 같다.

(1) **언어적 측면**: 원어의 사전적 또는 통사적 대체어가 번역어에 존재하지 않거나, 일치하지 않는 경우. 몸을 나타내는 '가라다'라는 표현은 '体、身体、カラダ、からだ'로 다양하게 표현될 수 있다. 이를 한국어로 번역할 수 있을 것인가. 당연히 쉽지 않을 것이며 이러한 차원에서 말한다면 번역은 불가능할 것이다.

4가지 다양한 표현의 차이는 다음과 같다.

漢字の "体" は例えば「筋肉質な体」「体の表面」などと物質的な表現として、"身体" は「身体の能力」や「身体の各部では」などというように機能的な表現として 使い分けられる傾向にある。

「生理学 · 解剖学 · 物理学的」に表現する場合には、通常 "体" や "身体" と表記しますが、"からだ観" や "思春期のからだ" などのように、ひらがなで表現されるケースも見られる。これは心と身体を一体として捉える概念的表記として使い分けているようである。

文科省の学習指導要領には "心と体" "体のほぐし運動" などと「体」が多用され、一方最近の雑誌などでは "カラダづくりに…" とか "カラダに嬉しい···" などと、より柔らかい表現になるカナ表記が多用される傾向にある。

번역 불가능성의 또 다른 측면은 다음과 같다.

(2) **문화적 측면**: 원문에 해당하는 상관적인 상황의 특색이 번역언어의 문화 속에 존재하지 않는 경우를 말한다.

예를 들어 한국어의 '장승', '홍이 나다' '돼지 꿈을 꾸다'를 일본어로 뭐라고 할 것인가. 또한 '桜'나 'コタツ', 'おしいれ' 등 일본인의 문화, 생활, 정서가 담긴 표현은 어떻게 표현

할 것인가. 이러한 관점에서 볼 때 번역은 불가능해 보이는 것이다.

하지만 그럼에도 불구하고 번역은 가능하다. 번역의 대상은 어휘가 아니라 텍스트이기 때문이다. 메시지를 지니는 텍스트는 한 언어에서 표현할 수 있다면 표현형식을 바꾸어도 된다는 전제 하에 다른 언어로도 표현 가능한 것이다. 하지만 원어 내용을 번역언어로 재현하기 위해서 문법적으로나 어휘적으로 많은 조정이 필요한 경우도 있다.

예) ST: 「一目ぼれって信じますか?」
彼の声がまたどこかで聞こえた。
TT: "첫눈에 반한다는 말을 믿습니까?"
그의 목소리가 아직 어딘가서 들려왔다.

3. 무엇을 번역할 것인가

번역의 대상은 문어이다. 문어에 대해서 알아보면 다음과 같다.

(1) 글말이라고도 하고 문자 언어라고도 한다.
(2) 읽거나 쓰는 데 사용되는 말이다.
(3) 경우에 따라서는 격식을 갖춘 [사전에 준비된] 구어도 포함된다.
(4) 시간과 공간을 초월하여 전달될 수 있다.
(5) 언어의 축약이나 문장 성분의 생략이 적으며 어휘도 대체로 신중하게 선택하여 사용한다.

예) 담배 피지 마세요. (구어)
흡연을 삼가해 주시기 바랍니다. (문어)

(6) 구어에 비해 문장의 길이가 길고 함축된 표현을 사용한다.
(7) 구어에 비해 문법적 정확성이나 표현의 아름다움에 신경을 쓴다.

이러한 특징을 지닌 문어 텍스트를 우리는 어디까지 번역할 것인가.
지나치게 의역을 하거나 표면적 어휘만 대체한 직역을 할 때 독자들은 번역사의 과도한 또는 무책임한 개입에 부정확한 메시지를 전달받게 된다. 번역을 하는 사람들은 어디까지 번역할 것인가.
다음은 한 문장에 내포된 전제, 사실, 의도이다.

예)「彼は煙草をやめたそうです」
◈ 前提: 以前、彼は煙草を吸っていた
◈ 事実: 彼はもう煙草を吸わない
◈ 意図: 彼も煙草を止めたんだから、あなたも止めたら？

번역은 전제를 시사하면서 본문과 동등한 역할을 하는 사실을 전달하고 의도를 내포해야 한다. 의도를 노골적으로 표면화하는 것은 번역이 아니다. 의도를 해석하는 것은 번역사가 아닌 독자들의 역할로 남겨 둬야 한다.

4. 번역의 프로세스

번역은 이해와 표현의 양대 축으로 이루어진다. 여기에서는 이해와 표현으로 나누어 알아보도록 한다.

1) 이해란

단순히 읽고 [아는] 것이 아니라 텍스트가 말하고자 하는 바(sense)를 이해하는 것을 말한다. 표면적으로 나타나는 표현이 아니라 그 속에 숨어 있는, 저자가 말하고자 하는 바를 이해해야 한다. 해석을 동반하는 이해가 결여된 번역은 결과적으로 잘못된 메시지를 전달하거나 아무런 메시지도 전달되지 않는 경우도 있다.

예) 出動の手配 / 출동수배?!

2) 표현이란

번역은 일반적 글쓰기와 달리 내가 아닌 타인에 의해 제시된 메시지 다시 말해 내용물에 적절한 표현(그릇)을 입히는 작업이다. 우리가 요리를 먹을 때 요리 자체를 통해 얻는 기쁨이 가장 크고 중요하지만 그것을 담는 그릇에 따라서 보다 큰 만족감, 행복함을 느낄 수 있듯이, 번역에 있어서도 저자가 말하고자 하는 바를 정확하게 내포하는 것이 중요하나 이를 어떤 그릇(표현)에 담느냐에 따라 읽는 이가 느끼는 만족감, 감동이 극대화될 수 있는 것이다.

예) 国境の長いトンネルを抜けると雪国であった。夜の底が白くなった。
국경의 긴 터널을 빠져나오니 설국이었다. 밤의 밑바닥이 하얘졌다.
국경의 긴 터널을 빠져나오자 설국이었다. 밤의 밑자락이 눈빛이 되었다.

『雪国』

5. 번역 사례 분석

1) 오역은 아니나 오해되기 쉬운 번역

예 (1) ST: この人と祖父の間には時折計り知れない断絶が見え隠れすることがあった。パパ亡き今、二人はアカの他人には違いなかった。

TT: 엄마와 할아버지 사이에는 때때로 잴 수 없는 단절이 보인다. 아버지가 없는 지금, 두 사람은 전혀 타인에 지나지 않는다.

예 (2) ST: 運ばれてきたコーヒーの、味がしなかった。

TT: 주문한 커피는 아무 맛도 없었다.

예 (3) ST: 彼はいつも遠くを見つめているような人でした。その瞳はいつも透き通っていて、今まで出会った誰よりも綺麗でした。あばたもえくぼという奴かな。

TT: 그는 언제나 먼 곳을 응시하는 듯한 사람이었습니다. 그 눈동자는 언제나 투명해서 지금까지 만난 누구보다도 아름다웠습니다. 곰보도 보조개로 보이는 이치일까요. (『러브레터』 상동)

예 (4) ST: つきあい始めて間もないころ、詩史とでかけた映画の試写会場で、母親とばったり会ってしまったことがあった。母親はおどろいたようだったが、せっかくだからお茶でも飲みましょうと言い、三人で手近のフルーツパーラーに入った。

TT: 사귀기 시작하고 얼마 안 되었을 즈음, 시후미와 같이 간 영화 시사회장에서, 어머니와 딱 맞닥뜨린 적이 있다. 어머니는 놀란 것 같았으나, 모처럼이니 같이 차라도 한잔 마시자고 하여, 셋이서 가까운 후르츠 팔러에 들어갔다.

6. 무엇을 지향할 것인가

원문 내용을 다른 언어로 재현하는 것이 번역이다. 이를 위해서는 문법적으로도 어휘상으로도 많은 조정, 다시 말해 언어적 조작이 필요하다.

예) 차린 것은 없습니다만, 많이 드십시오.
　　何もありませんが、どうぞ召し上がってください。

한국에서 손님을 대접할 때 많이 드시라고 한다. 이는 한국의 문화적 습관에 기인하는 것이라 할 수 있을 것이다. 이러한 표현은 한국에서는 미덕인 것이다. 하지만 일본에서는 그러한 표현을 사용하지 않는다. '많이'라는 표현을 그대로 사용하게 되면 문장 자체가 의도하는 바를 이해하기가 어려워질 뿐만 아니라 자칫 무례해 보일 수도 있다. 그러므로 이럴 경우에는 겸손하게 '드셔주십시오' 정도의 표현으로 하는 것이 바람직할 것이다.

앞서 어휘적 차원으로 접근하면 번역은 불가능할 수밖에 없다고 하였으나 어휘 차원을 넘어 문장 차원 나아가서 텍스트 차원의 번역을 하기 위해서는 의도적으로 어휘에 집착하지 않도록 유의해야 한다.

여기에 하나의 예를 들어본다. 마음은 일본어로 '心'인가?
다음의 문장을 일본어로 번역해 보자.

(1) 그의 안부가 마음에 걸린다.
(2) 그의 말을 마음에 둘 것은 없네.
(3) 마음에 없는 겉치레 말을 하다.
(4) 전혀 마음에 짚이는 데가 없다.
(5) 참가하고 싶은 마음은 굴뚝 같지만 그만두기로 했다.
(6) 손님의 마음을 사다.
(7) 마음이 가다.

각각 다음과 같이 표현할 수 있을 것이다.

(1) 彼の安否が気になる。
(2) 彼の言うことを心に留とめる必要はない。
(3) 心にもないお世辞をいう。

(4) まったく見当がつかない。

(5) 参加したい気持ちは山々だが、やめることにした。

(6) お客に好感を与える。

(7) 心が引かれる。

이렇듯 어휘에 얽매이지 않고 문장, 텍스트 차원의 번역을 해야 자연스러운 번역어 표현이 가능해지는 것이다.

7. 번역에서의 우선순위

번역을 하는 데 있어서 2가지 유의할 것이 있다.

1) 텍스트의 문맥을 중시하는 번역은 축어적 번역보다 우선된다.

다시 말해 언어상 형식에 얽매이는 번역을 해서는 안 된다는 뜻이다. 각 언어는 인간의 경험의 총체를 심볼(언어 체계)로 표현한다. 그러므로 자신들의 경험 내에 존재하는 것은 무엇이든 자유롭게 말할 수 있다. 그러나 다른 언어체계에서 그것을 표현하고자 할 때 그 어휘에 해당하는 표현이 없을 경우, 번역은 텍스트의 문맥을 중시하는 번역이 되어야 한다는 것이다. 하나의 번역 전략으로 층위를 달리하여 번역하는 방법이 있다. 예를 들어 부산풍뎅이라는 한국 고유생물을 일본어로 표현할 방법이 없다고 하자. 이때 우리는 부산풍뎅이의 위 층위에 해당하는 '풍뎅이'를 대체어로 선택할 수 있다. '한국 고유의 풍뎅이'라는 표현이, 정확한 대치어는 아니나 문맥상 큰 손상이 없다면 가능하다는 것이다.

예) 부산풍뎅이 → 풍뎅이 → 곤충

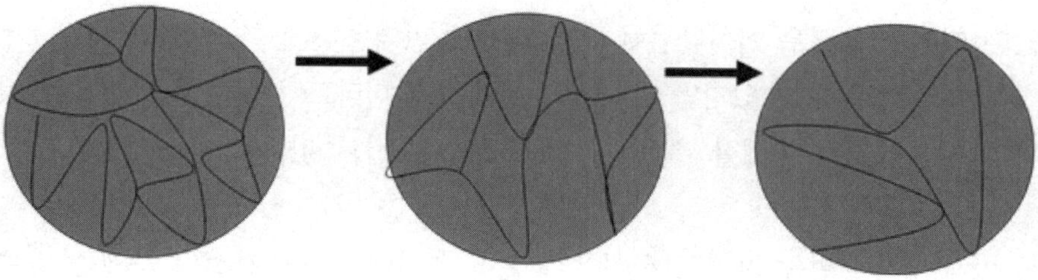

[그림 1-1]

2) 내용중시 대응은 형식중시 대응보다 우선된다.

각 언어는 고유의 언어체계를 지닌다고 하였다. 예를 들어 일본은 숲을 뜻하는 표현으로 '林'와 '森'가 있다. 모두 사전적 의미는 '숲'이다. '森'라고 했을 때 뭐라고 할 것인가? 또한 한국어에는 맛에 대한 표현이 다양하다. 예를 들어 '싱겁다' '밍밍하다' '맨송맨송하다' '심심하다' 이러한 표현은 모두 일본어로 '薄い'라고 표현될 것이다. 이는 문화, 관습을 바탕으로 한 언어체계가 다르기 때문에 나타나는 현상이며 번역사는 재차 언급했듯이 표현에 얽매이지 말고 다양한 전략을 구사하여 그 안에 들어 있는 내용을 전달하도록 노력해야 할 것이다.

8. 한국어와 일본어의 번역에 있어서의 문제

1) 언어간섭

제2언어 학습에서 간섭의 역할을 강조하는 것은 흔히 있는 일이다. 물론 모국어 간섭은 제2언어 학습자 간에 뚜렷한 오류의 원인이 되고 있기 때문에 당연한 일일 수도 있을 것이다. 인간이 제2언어 학습과정을 촉진하기 위해 선경험한 언어를 활용한다는 것은 학습이론상 명백한 사실일 것이다. 그러나 모국어가 때로는 부정적인 전이가 되기도 하는데 이때 간섭이 일어난다. 그러나 제2언어 학습자의 모국어가 때로는 긍정적으로 전이되는 경우가 있는데 이럴 경우 학습자는 모국어에 의해 촉진(facilitation)적인 영향을 받게 된다. 이러한 의미에서는 간섭은 긍정적 역할을 한다고 하겠다. 그러나 번역에 있어서의 언어간섭은 조금 다르다.

D. Seleskovitch는 통번역에 있어서의 언어간섭을 다음과 같이 말한다.

언어간섭의 위험은 공통어원을 가진 언어의 경우 더욱 커진다. 하지만 언어적 거리가 멀지 않은 언어들의 경우 언어간섭이 그저 그런 통번역을 낳을 수도 있고 어법, 어투, 표현이 이상하게 느껴질 수도 있지만 메시지는 완전치 않더라도 부분적으로 전달될 것이기 때문에 메시지를 완전히 이해할 수 없게 될 가능성은 별로 없다.

다시 말해 공통어원을 가진 한국어와 일본어에 있어서 언어간섭의 문제는 다른 언어에 비해 발생하는 빈도가 높으며 번역의 질 또한 떨어뜨리게 된다는 것이다. 다음에서 언어간섭 사례를 살펴보도록 한다.

(1) 어휘적 간섭

예 (1) ST: 외국인들은 축구경기장만 보고 가는 게 아니다.
TT: 外国人はスタジアムだけを見て行くのではない。

예 (2) ST: 지난해 표면적인 마찰이 있었지만 실제로는 그렇지 않다.
TT: 昨年、表面的にはぎくしゃくしたが、実際には違う。

예 (3) ST: 다른 방으로 옮겨 달라니까 빈 방이 없다며 딴청을 부렸다.

TT: 他の部屋に移してほしいというと、空いている部屋がないととぼける。

예 (4) ST: 아무리 가도 역이 나타나지 않았다.

TT: どこまで行っても駅には出なかった。

예 (5) ST: 다시 되돌아갔지만 역시 어디에도 표시판은 없었다.

TT: 再び戻って行ってみたが、やはりどこにも表示板はなかった。

(2) 통사적 간섭

예 (1) ST: 인터뷰 시간도 당초 예정된 40분에서 30분으로 줄였다.

TT: インタビュー時間も当初予定した40分から30分へ縮めた。

예 (2) ST: 저성장-고실업 시대를 온몸으로 체험하고 자랐다.

TT: 低成長-高失業の時代を経験して育った。

(3) 문화적 간섭

예 (1) ST: 의식과 생활의 중심을 차지하는 '삶의 첫째 이유'로 문화적 관심사를 꼽는다.

TT: 意識と生活の中心を占める「暮しの第一の理由」として、文化的関心事をあげている。

예 (2) ST: 숙박시설은 그렇다 치고, 그렇다면 식당시설들은 또 어떤가?

TT: 宿泊施:設はそうだとして、食堂などの施T設はどうだろう。

2) 쉼표

두 번째로 한국어와 일본어 번역에 있어서 쉼표 사용의 문제가 있다. 일본어는 띄어쓰기를 하지 않으며 이 때문에 한국어에 비해 쉼표를 많이 사용한다. 그런데 일본어 텍스트를 한국어로 번역할 때 번역사가 쉼표를 그대로 사용하게 되면 부자연스러운 번역문을 산출하게 되는 것이다.

일본어에서 쉼표는 다음과 같이 사용된다.

〈読点の基本〉

- 読点は,「語」,「句」,「節」の位置付けを明確にするために使うのが基本です。「語」の位置付けを明確にする使い方の代表が,「主語の後」です。
- もう一つの基本は, 誤読を避けるあるいは列挙を区切るためです。漢字あるいはひらがなが連続して誤読されるあるいは読みづらくなるのを避けるのに読点を使います。
- 読点の使い方を整理すると以上のようになります。これらは目安であり必ず入れるというものではありません。前後関係を勘案して使う必要があります。
- 「読点は1文中にいくつぐらい使うのが適切か」 文章の構成により使い方も異なるわけですから一概にいえませんが, 1文50字程度の文章を書いた場合, 2, 3個程度の読点を使うのが平均的ではないでしょうか。
- たまに語句の区切りになりそうな箇所すべて（たとえばすべての助詞の後）に読点を入れた文章を見ることがありますがこれは入れすぎです。

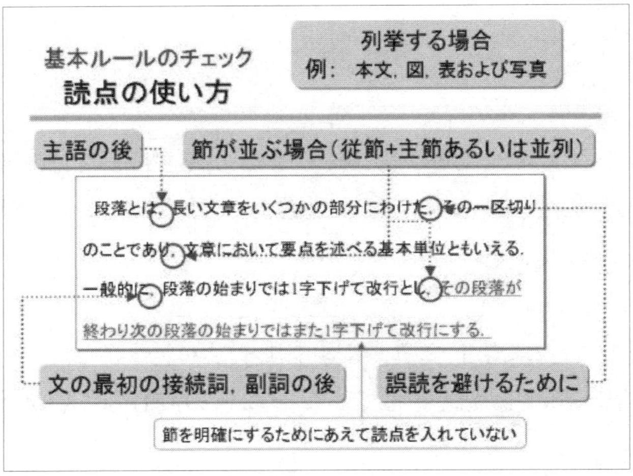

[그림 1-2] 일본어의 쉼표 사용

- 読点をいれないのも使い方の一つ

読点は区切りを明確にするために使うのが基本でが, 読点をあえて使わず一つの節であることを明確にする使い方もあります。大きな区切りを明確にするために, 小さな区切りに読点を入れないと理解してください。

〈参考例〉

■ <u>読点を入れすぎて節の関係が不明確な例</u>

一般的に，段落の始まりでは1字下げて改行とし，その段落が終わり，次の段落の始まりでは，また1字下げて改行にする。

■ <u>読点を減らし節の関係を明確にした例</u>

一般的に，段落の始まりでは1字下げて改行とし，その段落が終わり次の段落の始まりではまた1字下げて改行にする。

3) 대우표현

한국어와 일본어에서 많은 유사성을 보이는 것 중에 대우표현이 있다. 일본어는 알타이어인 한국어 파에서 일찍이 재분화된 일파로 일본 열도에 건너가 변화된 것이라는 추정이 가능하다고 할 수 있다. 그렇기 때문에 한국어와 일본어는 전반적으로 비슷한 구성을 지니고 있다.

또한 사회나 문화 측면의 유사성도 있다. 동양의 여러 나라 가운데서도 한국과 일본은 비슷한 사회, 문화적 요소를 많이 공유하고 있다. 물론 일본의 식민지시대라는 역사적 사건 때문도 있겠지만 언어와 거리의 근접성에 의한 요인도 클 것이다.

어찌 됐든 한국과 일본은 윗사람을 공경하고 아랫사람에 대해 예의 바르며, 다른 사람에게 겸손해야 함을 중요한 사회적 덕목으로 삼았다. 이러한 예부터 내려오는 관습이 오늘날 사회적 덕목으로 간주되며 사람들의 공손함의 기준이 되고 있다.

한편 Face(체면: 面子)는 한국과 일본에서 공히 중시되는 개념이다. 사회적 체면의 손상은 '나' 개인뿐만 아니라 '가문'으로까지 연관되며 그러므로 체면의 유지는 사회라는 공동체에 소속된 자로서 반드시 유지되어야 하는 것이라고 할 수 있다.

또한 한국과 일본의 경우 서양과는 달리 자기과시 욕구보다는 배려로서의 대우 전략이 보다 빈번히 발생하는 듯하다. 이것은 언어적 유사성, 사회 문화적 유사성에 기인한다고 할 수 있을 것이다. 한국과 일본은 서양에 비해 조직을 나 개인보다 우선시하는 경향이 있으며 이러한 것들이 나 개인을 내세우기보다는 내가 속한 조직을 보호하는 전략으로 나타나는 것이라고 할 수 있다.

그러나 한국과 일본의 대우표현에도 차이가 있다. 이러한 차이가 번역을 할 때 주의를 요하게 하는 것이다.

종적 관계의 경우, 나이나 사회적 지위, 권력 등 소위 사회관습적으로 규정하는 상하관계가 유사하고 이 때문에 대우표현의 사용에 있어서 큰 차이는 찾아보기 힘들다.

하지만 횡적 관계의 경우 한국과 일본이 공히 조직이라는 것을 중시하는 경향에 있기는 하나 조직을 이루는 범위 및 조직에 대한 소속감이라는 측면에서 양국에는 차이가 인정된다.

다시 말해 '나'라는 존재가 어떠한 조직 내의 독립성, 관계성의 강도 차이가 양국 간에 있다는 것이다. 한 개인이 회사라는 조직 내에서 차지하는 위치는, 일본의 경우 조직과 나는 거의 동일한 수준으로 인식되며 이는 안(うち)과 밖(よそ)이라는 영역의 개념으로 설명될 수 있다.

예를 들어, 밖에 속하는 다른 회사와의 관계에서 우리 회사의 사장은 나와 같은 영역 안에 있는(=안) 존재로 취급된다.

예) 社長はいらっしゃいますか? (사장님 계십니까?)
○○は出張に出かけております。 (○○는 출장 중입니다)

사장을 '사장'이라는 직함을 생략하여 이름만 부르고 술어에도 겸양표현을 사용한다. 반면, 한국의 경우 같은 질문에 대해 "○○사장님은 출장 중이십니다"라는 식으로 전체적으로 높이는 표현을 사용한다.

이렇듯 안과 밖의 개념은 친소(親疎)의 관계로 설명할 수 있다. 단 개인적 친밀감이 아닌 구성원으로서의 어떠한 조직에 대한 심리적 친밀감으로 설명되어야 할 것이다. 왜냐하면 '사장님 계십니까?'라고 질문한 사람과 나의 관계는 사장과 나의 관계보다 가까울 수 있으며, 그럼에도 불구하고 이에 대한 답변은 사장과 나를 동일한 수준에서 언급하고 있기 때문이다.

즉, 사례에서는 화자와 청자의 친소관계—안과 밖 관계—는 화자와 화제의 주체 간의 종적 관계를 무시하게 하는 요소로 작용하고 있는 것이다.

다음에서 구체적 사례를 살펴보겠다.

예 (1) 화자: 오카와사나에 청자: 만표텟페이 화제의 주체: 다카스아이코

ST: 「だから、あなた方は、あの人の存在を黙認し、妻である私まで、あの人の指図に従わなければならない雰囲気があるわけなのね」
(그래서 당신들은 저 사람의 존재를 묵인하고 처인 나까지 저 사람의 지시에 따라야만 하는 분위기가 있다는 거네요.)

TT: "그러니까 당신네들은 *그분*의 존재를 묵인하고 아내인 저까지 *그분*의 지시를 따라야만 할 분위기가 되는 거로군요."

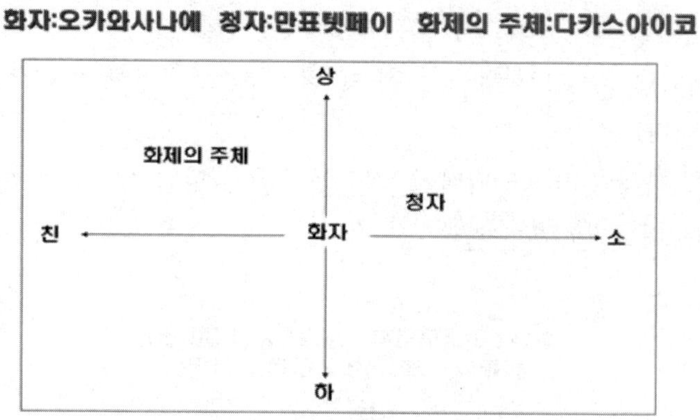

[그림 1-3] 예시 1

예 (2) 화자: 오카와사나에 청자: 만표텟페이 화제의 주체: 오카와이치로

ST: 「確かに、*私の父の大川一郎だって*、お妾を*持っておりますでしょう*、でも本宅へ入れたりなど*致しません*」

(확실히 나의 아버지인 오카와이치로도 첩을 갖고 있지요, 하지만 본가에 들이거나 하지는 않습니다.)

TT: "하기야 *저의 친정 아버지도* 첩을 거느리고 *계시긴 해요*. 하지만 집에까지 끌어들이지는 않으세요"

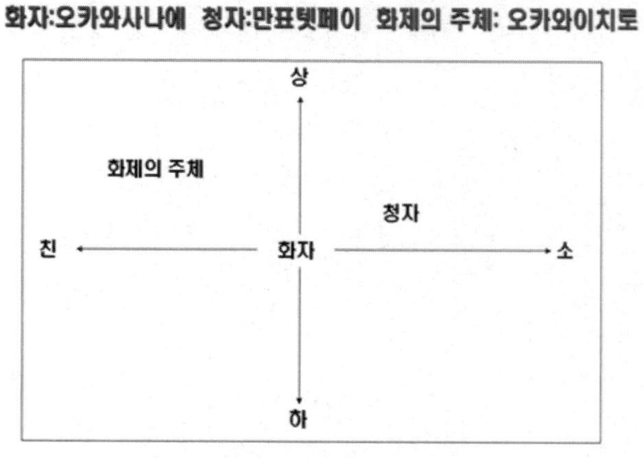

[그림 1-4] 예시 2

예 (3) 화자: 미마아타루 청자: 만표다이스케 화제의 주체: 미마아타루의 어머니

ST: 「今年七十!五歳ですが、おかげで*元気で*、*兄*の話では*好きな*短歌をまだ*続けているそうです*」
(올해 75세입니다만, 덕분에 건강해서, 형 말로는 좋아하는 단가를 아직 계속하고 있다고 합니다)

TT: "올해 일흔 다섯입니다만 덕택에 *건강하십니다*. 형님 얘기로는 아직도 *좋아하시는* 단가를 지으며 *지내신답니다*."

화자 : 미마아타루　청자 : 만표다이스케
화제의 주체: 미마아타루의 어머니

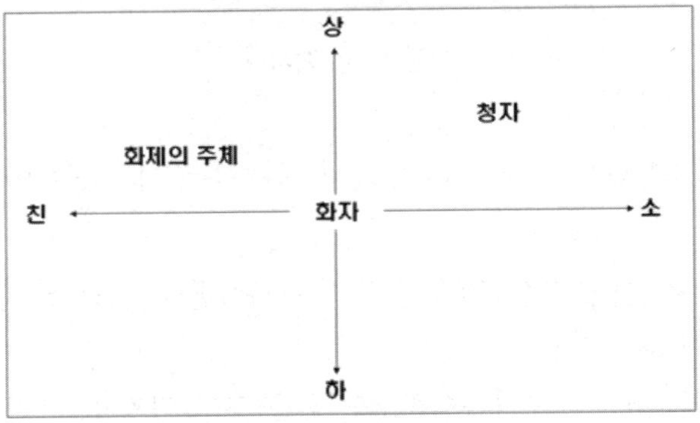

[그림 1-5] 예시 3

II. 각종 동의서

1. 입원환자 동의서
2. 수혈 동의서
3. 전신마취수술 동의서
4. 수술 동의서

1. 입원환자 동의서

입원환자 동의서	담당	대리	과장

과 명 (진료과)		입원실		보증금		등록번호		입원일	
환자	이 름 (로마자)					여권번호			
	주 소					전화	자택		
							직장		
생년월일						일반			

서약내용

1. 귀 병원에서 환자에게 제시한 병원 쪽의 제반규정을 준수하는 것은 물론이고 의사 및 간호사(직원)의 정당한 지시에 따르고 병이 호전되어 퇴원의 지시가 나오면 담당의사의 결정에 따릅니다.
2. 진료비는 귀 병원에서 정한 납입 기한 내에 환자와 이하의 연대보증인이 연대해서 납입하고 체납 시에는 채권확보를 위한 귀 병원의 법적 처치에 대해 이의 없는 것을 확인해서 이에 관한 기소를 제기되었을 때는 귀 병원 주소지의 관할재판을 재판소로 하는 것에 동의합니다.
3. 진찰 시에 발생한 모든 문제와 수술 또는 수술 후에 발생한 모든 문제에 대해 병원 쪽에 과실이 있는 경우를 제외하고는 병원 쪽에 민사, 형사상의 책임을 묻지 않는 것은 물론이고 만일 기소문제가 발생한 경우에는 의료법 제54조 제2항에 의해 의료조정위원회에 그 조정을 신청할 수 있습니다.
4. 입원하는 동안에 의료보험급여에 해당하지 않는 제반진료비(진료행위, 의약품, 진료재료, 새 의료장비의 사용 등)는 환자 및 연대보증인이 부담합니다.
5. 입원기간 중에 환자 및 보호자가 귀 병원의 비품 또는 기물을 손상시켰을 때는 그 보장에 대해 전혀 이의 없고 환자 및 보호자가 소지한 현금 및 기타 귀중품 등은 퇴원 시에는 꼭 들고 가고 만일 분실 또는 파손한 경우에는 귀 병원에는 책임이 없는 것을 확인합니다.

환자성명: ______________________(인)

연 대 보증인	주 소					
	이 름	(인)	여권번호		관 계	환자의 ( )
	직 장		직 종		전화번호	
	주 소					
	이 름	(인)	여권번호		관 계	환자의 ( )
	직 장		직 종		전화번호	

〈주요 단어〉

한국어	日本語	한국어	日本語
입원환자 동의서	入院患者同意書	채권 확보	債権確保
담당	担当	법적 처치	法的処置
대리	代理	이의	異議
과장	課長	기소	起訴
과명	科名	제기	提起
진료과	診療科	관할재판	管轄裁判
입원실	入院室	재판소	裁判所
보증금	保証金	진찰	診察
등록번호	登録番号	수술	手術
여권번호	パスポート ナンバー	과실	過失
자택	自宅	민사	民事
직장	職場	형사	刑事
생년월일	生年月日	의료조정위원회	医療調整委員会
서약	誓約	급여	給与
제반 규정	諸般規定	의약품	医薬品
준수	遵守	진료재료	診療材料
의사	医師	의료장비	医療装備
간호사	看護師	비품	備品
호전	好転	기물	器物
납입기한	納入期限	귀중품	貴重品
연대보증인	連帯保証人	분실	紛失
체납	滞納	파손	破損

2. 수혈 동의서

수혈 동의서

등록번호:		주민등록번호:	
성 명:		성별/나이:	
병 동 명:		과별/재정:	
검 사 명:		예약일자:	
검사장소:		병 명:	
주치의(설명의사)	서명	수혈종류/용량(unit):	

본인은 (또는 보호자) 수혈에 대한 설명을 의사로부터 충분히 들었으며 수혈로 인한 합병증 또는 환자의 특이체질로 우발적 사고가 일어날 수도 있다는 것을 충분히 이해하며 치료에 필요하다고 생각되어 동의합니다.

○○○○년 ○○월 ○○일
상기환자 또는 대리인
(환자의) ○○○ 인
주 소:

보 증 인: ○○○ 인
주민등록번호:
주 소:
전 화:
휴 대 전 화:

본 동의서는 본인의 서명이나 날인으로 유효하나 미성년자 또는 본인이 서명하기 어려운 신체적 · 정신적 지장이 있을 때는 보호자 또는 가까운 대리인이 이를 대리한다.

○○○○병원장 귀하

〈주요 단어〉

한국어	日本語	한국어	日本語
수혈 동의서	輸血同意書	충분히	十分に
성별	性別	합병증	合併症
나이	年齢	특이체질	特異体質
병동명	病棟名	우발적 사고	偶発的事故
검사명	検査名	휴대전화	携帯電話
예약일자	予約日時	서명	署名
장소	場所	날인	捺印
병명	病名	유효	有効
주치의	主治医	미성년자	未成年者
수혈종류	輸血の種類	신체적	身体的
용량	容量	정신적	精神的
보호자	保護者	지장	支障
설명	説明		

3. 전신마취수술 동의서

전신마취수술 동의서

본인은 본인(또는 환자)에 대한 수술의 필요성, 내용, 예상되는 합병증, 후유증, 담당의의 의학적 판단의 기준으로 재수술도 가능하다는 등에 대해 의사로부터 설명을 들었으며, 본 수술로서 야기될 수 있는 합병증 또는 환자의 특이체질로 우발적 사고가 일어날 수도 있다는 것을 사전설명으로 충분히 이해하며, 수술에 협력할 것을 서약하고, 다음 사항을 성실히 알리며 이에 따른 의학적 처리를 주치의 판단에 위임하여 수술을 하는 데 동의합니다.

정신과 약:	당 뇨:	정신과 병명:
고혈압:	간 염:	천 식:
결 핵:	심장병:	출혈소인:
복용하고 있는 약:		
기타 질병:		

본 동의서는 본인의 서명이나 날인으로 유효하나 본인이 서명하기 어려운 신체적·정신적 지장이 있거나 또는 미성년자일 경우에는 보호자 또는 대리인이 이를 대행합니다.

20　　년　　월　　일

환자(대리인):　　　　　(인)

주소:

《병원명》

ㅇㅇ병원 귀중

〈주요 단어〉

한국어	日本語	한국어	日本語
전신마취	全身麻酔	정신과	精神科
필요성	必要性	당뇨	糖尿
예상	予想	고혈압	高血圧
후유증	後遺症	간염	肝炎
판단	判断	천식	喘息
기준	基準	결핵	結核
재수술	再手術	심장병	心臓病
야기될 수 있다	発生し得る	출혈소인	出血素因
협력	協力	복용	服用
성실히	誠実に	질병	疾病

4. 수술 동의서

수술 동의서

본인은 본인(또는 환자)에 대한 수술의 필요성, 내용, 예상되는 합병증, 후유증 등에 대해 의사로부터 설명을 들었으며, 본 수술로서 불가항력적으로 야기될 수 있는 합병증 또는 환자의 특이체질로 우발적 사고가 일어날 수도 있다는 것을 사전 설명으로 충분히 이해하며 수술에 협력할 것을 서약하고, 다음 사항을 성실히 알리며 이에 따른 의학적 처리를 주치의 판단에 위임하여 수술을 하는 데 동의합니다.

이전 질병:	알레르기:	특이체질:
당뇨병:	고/저혈압:	출혈 소인:
심장병:	마약사고:	약으로 인한 사고:
복용하고 있는 약:		
기타 질병:		

본 동의서는 본인의 서명이나 날인으로 유효하나 본인이 서명하기 어려운 신체적 · 정신적 지장이 있거나 또는 미성년자일 경우에는 보호자 또는 대리인이 이를 대행합니다.

20 년 월 일

환자(대리인): (인)

주소:

《병원명》

ㅇㅇ병원 귀중

〈주요 단어〉

한국어	日本語	한국어	日本語
필요성	必要性	성실히	誠実に
예상	予想	정신과	精神科
후유증	後遺症	질병	疾病
판단	判断	알레르기	アレルギー
기준	基準	고혈압	高血圧
재수술	再手術	저혈압	低血圧
야기될 수 있다	発生し得る	마약사고	麻薬事故
협력	協力	유효	有効

III. 접수 시 서류

1. 진료상담 신청서
2. 진료비 계산서
3. 외국인 진료예약 확인서
4. 병원이용 선택사항 체크리스트

1. 진료상담 신청서

진료상담 신청서

<table>
<tr><td>이 름</td><td colspan="3"></td></tr>
<tr><td>이전방문여부</td><td colspan="3">☐ 예 ☐ 아니요</td></tr>
<tr><td>성 별</td><td>☐ 남 ☐ 여</td><td>결혼여부</td><td>☐ 예 ☐ 아니요</td></tr>
<tr><td>생 년 월 일</td><td colspan="3"></td></tr>
<tr><td>국 가</td><td></td><td>사용언어</td><td></td></tr>
<tr><td>주 소</td><td colspan="3"></td></tr>
<tr><td>전 화 번 호</td><td></td><td>팩 스</td><td></td></tr>
<tr><td>이 메 일</td><td colspan="3"></td></tr>
<tr><td>상담진료분야</td><td colspan="3"></td></tr>
<tr><td colspan="4">상 담 요 청 내 용</td></tr>
<tr><td colspan="4">■ 현 병력
-증상
-치료상태</td></tr>
<tr><td colspan="4">■ 과거병력
-병명
-치료상태</td></tr>
<tr><td colspan="4">■ 가족력</td></tr>
<tr><td colspan="4">■ 약물이력</td></tr>
<tr><td colspan="4">■ 특이사항
-식이:
-알레르기:</td></tr>
<tr><td colspan="4">■ 근거자료첨부
☐ 진단서 ☐ 처방 ☐ 검사자료 ☐ 사진</td></tr>
</table>

〈주요 단어〉

한국어	日本語	한국어	日本語
진료상담	診療相談	과거병력	過去の病歴
신청서	申請書	병명	病名
방문여부	訪問可否	가족력	家族暦
결혼여부	結婚可否	약물이력	薬物履歴
국가	国	특이사항	特異事項
사용언어	使用言語	식이	食餌
팩스	ファックス	알레르기	アレルギー
상담진료	相談診療	근거자료 첨부	根拠資料添付
상담요청	相談要請	진단서	診断書
현 병력	現在の病歴	처방	処方
증상	症状	검사자료	検査資料
치료상태	治療状態	사진	写真

2. 진료비 계산서

(　　　　　　　)진료비 계산서 · 영수증

사업자등록번호						
사업장소재지						
상호명						
대표자성명						
진찰권번호		진료과		발행번호		
환자성명		병실번호		급여종별		
진료기간				보조구분		
항목	요양급여①+②	비급여③	선택진료④	환자부담총액⑥ (①+③+④)		
진찰료				환자부담총액⑥ (①+③+④)		
입원료				기관부담금	⑦	
식대				할인금액	⑦	
투약 및 조제료				헌혈감액		
주사료				입원당일외래수납		
마취료				현재까지 현금납부액		
의학요법료				현재까지 현금영수증금		
처치료				현재까지 카드결제액		
수술료				현재까지 납부총액⑨		
일반검사료				납부해야 할 금액⑩ (⑥−⑦−⑧−⑨)		
특수검사료				수납금액	현금	
방사선료				수납금액	현금	
CT진단료				수납금액	현금영수증	
MRI진단료				수납금액	현금영수증	
초음파진단료				수납금액	카드	

치료재료대				수납금액	카드	
보철, 교정료				미납부금액		
수혈료				현금영수증(　　)		
만성질환관리료				신분확인번호		
제증명료				현금승인번호		
통신료				가맹점번호		
전액본인부담				카드번호		
				카드종류		
				승인번호		
계				결제방법		
본인부담금①				약 타실 번호	원내	
공단부담금②				약 타실 번호	원내	
진료비총액⑤ (①+②+③+④)				약 타실 번호	원외	
진료비총액⑤ (①+②+③+④)				약 타실 번호	원외	

발 행 일:

처리담당자:

〈주요 단어〉

한국어	日本語	한국어	日本語
계산서	計算書	항목	項目
영수증	領収書	요양급여	療養給与
사업자등록번호	事業者登録番号	비급여	非給与
소재지	所在地	선택진료	選択診療
상호명	商号名	부담총액	負担総額
대표자성명	代表者姓名	진찰료	診察料
진찰권번호	診察券番号	입원료	入院料
진료과	診療科	식대	食事代
발행	発行	할인금액	割引金額
급여종별	給与種別	투약	投薬
진료기간	診療期間	조제료	調剤料
보조구분	補助区分	헌혈	献血
주사료	注射料	보철료	補綴料
외래수납	外来会計	교정료	校正料
마취료	麻酔料	미납부금액	未納金額
의학요법료	医学療法料	만성질환관리료	慢性疾患管理料
납부	納付	증명료	証明料
특수검사료	特殊検査料	통신료	通信料
수납금액	会計金額	신분확인번호	身分確認番号
방사선료	放射線料	가맹점	加盟店
진단료	診断料	결제방법	決済方法
초음파진단료	超音波診断料	약 타실 번호	薬受取番号
치료재료대	治療材料代	원내	院内
		공단부담금	公団負担金

3. 외국인 진료예약 확인서

외국인 진료예약 확인서			
예약번호		환자 성명	
국적		생년월일	
여권번호		여권 만료일	
보호자 성명		환자와의 관계	
보호자 국적		보호자 생년월일	
보호자 여권번호		보호자 여권만료일	
주소			
전화번호		휴대전화번호	
진료과목 1		진료과목 2	
선택의사 1		선택의사 2	
진단명			

* 성명은 여권에 나오는 대로 영문으로 작성하셔야 합니다.

위와 같이 대한민국 (　　　　　　　　　)병원에 진료예약이 완료되었음을 확인합니다.

* 진료예약확인서는 대한민국에서 의료관광 활성화를 위해 치료목적의 환자와 동반배우자, 자녀 또는 직계가족에게 방문편의를 제공하고자 발급되는 확인서입니다.

20　　년　　월　　일

병원장

※ 참고사항

1. 환자 또는 그 보호자는 사전에 제출한 진단내용과 다르거나 추가 진료가 필요하다는 담당 의사의 소견이 있을 경우 진료과목의 변경이나 추가 비용이 발생할 수도 있습니다.
2. 환자 또는 그 보호자가 요청 시 진료과목과 의사는 변경할 수 있습니다.
3. 만일 진료과실에 의한 의료사고 발생 시 엄정한 한국 의료법에 준하여 보상처리하여 드립니다.

〈주요 단어〉

한국어	日本語	한국어	日本語
예약번호	予約番号	자녀	子女
국적	国籍	직계가족	直系家族
생년월일	生年月日	방문편의	訪問便宜
여권번호	パスポート ナンバー	제공	提供
여권 만료일	旅券満了日	발급	発行
보호자	保護者	병원장	病院長
휴대전화번호	携帯電話番号	참고사항	参考事項
진료과목	診療科目	제출	提出
선택의사	選択医師	소견	所見
진단명	診断名	엄정하다	厳正である
활성화	活性化	의료사고	医療事故
동반배우자	同伴配偶者	보상처리	補償処理

4. 병원이용 선택사항 체크리스트

병원이용 선택사항 체크리스트

예약번호
환자성명
국　　적
생년월일
진료과목

항 목		체크	금액(만원)	사 진	비 고
입원실 (식사 제외)	특 실				보호자 extra bed 포함 입원 세트A 무상제공
	1인실				
	2인실				보호자 extra bed 포함 입원 세트B 무상제공
	다인실(5인실)				
	호텔(★★★★★): 서울				2인 기준
	빌리지(콘도실) 1 Room: 가평				2인 기준
	빌리지(콘도실) 2 Room: 가평				4인 기준
	리조트 2 Room: 속초				4인 기준
식 사	한식 환자식				
	한식 일반식				
	일본식(식사메뉴참조)				
	서양식(식사메뉴참조)				
	특 식 (국가별 맞춤)				
항 목		체크	금액(만원)	사진	비고
선 택	입원세트 A: (실내화/비누/칫솔/치약/면도기/샴푸/린스/다이닝세트)				

	입원세트 B: (비누/칫솔/치약/면도기/샴푸/린스/다이닝세트)				
	○항공 티켓 예약 서비스				
	공항-병원 간 픽업 서비스				편도요금
	가. 병원차량(4인승 지프)				
	나. 병원승용차(4인승)				
	다. 병원승합차(11인승)				
	라. 리무진 서비스(4인승)				
	마. 스타크래프트(7인승)				
	○뷰티테라피				
	바. A코스				
	사. B코스				
	간병 서비스				시간 협의, 외국인 선택
	마사지 서비스				전신 1시간
	인터넷 서비스				24시간 기준 특실무료
	노트북 렌털				특실 PC 설치 완료
	팩스 서비스				국가별 가격적용
	우편 서비스				국가별 가격적용
	환전 서비스(원내 은행)				무료

※ 참고사항

1. 입원실 선택은 기본적으로 환자의 선택을 따르나, 환자 치료를 위해 격리 등의 조치가 필요한 경우 담당의사의 권고에 따릅니다.
2. 식사는 한식을 기본으로 하며, 각 국가별 식사를 원할 경우, 사전에 식사메뉴를 참조하여 선택, 요청하실 수 있습니다.
3. 기타 옵션 사항은 입원 치료 기간 중 언제라도 선택하여 이용하실 수 있으며, 옵션 상품의 자세한 내용, 가격 등은 1층 안내 데스크나 각층의 간호사실에 문의하여 안내받으실 수 있습니다.

〈주요 단어〉

한국어	日本語	한국어	日本語
선택사항	選択事項	한식	韓国食
체크리스트	チェックリスト	일본식	日本食
항목	項目	서양식	西洋食
금액	金額	특식	特別食
사진	写真	국가별	国家別
비고	備考	맞춤	オーダーメイド
포함	含む	참조	参照
입원	入院	실내화	室内靴
무상제공	無償提供	비누	石鹸
특실	特別室	칫솔	歯ブラシ
다인실	多人室	치약	歯磨き粉
호텔	ホテル	면도기	髭剃り
빌리지	ビレッジ	샴푸	シャンプー
콘도실	コンドミニアム室	린스	リンス
기준	基準	다이닝	ダイニング
항공티켓	航空チケット	우편서비스	郵便サービス
픽업	ピックアップ	환전서비스	為替サービス
편도	片道	원내은행	院内銀行
지프	ジープ	참고사항	参考事項
승용차	乗用車	기본적	基本的
승합차	乗合者	선택	選択
리무진	リムジン	격리	隔離
스타크래프트	スタークラフト	조치	措置
뷰티테라피	ビューティー セラピー	권고	勧告
간병	介護	요청	要請
마사지	マッサージ	옵션	オプション
렌털	レンタル	가격	価格
전신	全身	안내데스크	案内デスク
		간호사실	看護婦室

IV. 문진표

건강검진 문진표

건강검진 문진표

건 강 문 진 표

검진일		년 월 일		
성명				
주민등록번호				
생년월일		년 월 일	성별	남/여
전화번호	자택			
	휴대전화			
주소		(-)		
E-mail				

※ 이 문진표는 담당의사가 귀하의 건강 위험 요인을 알아보고, 검진결과를 평가하는 데 기초적인 자료로 쓰입니다.

*** 작성방법 ***

각 문항의 답변 내용은 예, 아니오 등으로 되어 있습니다.

해당란은 까맣게(●) 색칠해 주시고 기입란에는 해당사항을 상세히 적어 주십시오.

◈ 건강조사

1. 현재 치료중인 질병이나 복용중인 약이 있습니까?	예○ 아니오○	(질병:_____ 약:_____)	
2. 치료를 위하여 입원치료를 받으신 적이 있습니까?	예○ 아니오○		
3. 과거에 종합검사로 건강진단을 받으신 적이 있으신지요?	예○ 아니오○	(몇 년 전:_________)	
4. 아래와 같은 병력이 있으셨습니까?			
고혈압 ○	결핵 ○	천식 ○	암 ○ (부위:_________)
심장병 ○	뇌졸중(중풍) ○	간기능 이상 ○	
당뇨 ○	갑상선질환 ○	신장질환 ○	기타 ○
5. 과거에 수술받으신 적이 있으신지요?	예○ 아니오○	(부위:____________)	

◈ 생활습관

1. 수면	이상 없음 ○ 이상 있음 ○	
2. 식욕	이상 없음 ○ 이상 있음 ○	
3. 체중변화: 최근 6개월간 체중 증가나 감소가 있으셨습니까?	예○ 아니오○	(증가:_______kg, 감소:_______kg)
4. 배변	이상 없음 ○ 이상 있음 ○	
5. 흡연: 담배를 피우신 경험이 있으신지요?	예○ 아니오○	(평균: 1일_______갑, _______년)
과거에는 피웠으나 현재에는 피우지 않는다.	예○ 아니오○	(평균: 1일_______갑, _______년)
6. 음주: 평소에 술을 마신 적이 있으신지요?	예○ 아니오○	(월___회, 1회평균음주량:___잔 병___년) (예: 소주 3잔, 맥주 1병 등)
7. 운동: 평소에 규칙적으로 운동을 하시는지요?	예○ 아니오○	(하루_______시간, 주_______회)

◈ 일반질문

1. 결혼	미혼 ○ 기혼 ○ (자녀:_____명)
2. 혈액: ABO 혈액형 A ○ B ○ AB ○ O ○ RH 혈액형 RH(Positive) (양성) ○ RH(Negative) (음성) ○	
3. B형간염 유무: 자연면역 ○ 예비접종 후 면역 ○ B형간염 보균자 ○ 과거 B형 간염을 앓았다. ○ 현재 B형 간염을 앓고 있다. ○	
4. 이번에 종합건강진단을 받으시는 주된 동기는 무엇인가요?	별 이상은 없으나 개인적인 건강 진단 목적 ○ 최근의 건강 이상 또는 평소의 불편 ○

◈ 가족병력

가족 또는 친척 중에(배우자 및 배우자친척 제외) 아래와 같은 병력이 있습니까?

당뇨병 ○ 고혈압 ○

암 ○ 기타 ○ (____________________)

◈ 건강질문

1. 소화상태가 어떻습니까?	좋다 ○ 가끔불편 ○ 불편하다 ○
2. 속 쓰림을 느끼십니까?	아니오 ○ 식후 ○ 공복시 ○
3. 손발이 붓습니까?	자주있다 ○ 가끔있다 ○ 없다 ○
4. 두통이 있으십니까?	예 ○ 아니오 ○
5. 어떤 양상으로 나타납니까? (예: 찌르는 듯한 통증)	
6. 하루 중 언제 두통이 가장 심하십니까?	새벽 ○ 오전 ○ 오후 ○ 저녁 ○ 하루종일 ○
7. 두통이 오기 전이나 두통이 있을 때 다음과 같은 증상을 경험하십니까?	오심과 두통 ○ 어지러움 ○ 일과성시력장애 ○ 일과성감각장애 ○ 의식장애 ○ 기타 ○
8. 어지러움증이 있습니까?	자주 ○ 가끔 ○ 없다 ○
9. 일과성 편측마비나 시력장애, 감각장애가 있으십니까?	예 ○ 아니오 ○ (__________)
10. 심한 갈증이나 소변이 잦은 증세가 있으십니까?	예 ○ 아니오 ○
11. 소변을 볼 때 불편한 감이 있으십니까?	예 ○ 아니오 ○
12. 쉽게 피로를 느끼십니까?	예 ○ 아니오 ○
13. 관절통이나 요통(허리통증)이 있으십니까?	예 ○ 아니오 ○
14. 가슴이 답답하거나 조이는 듯한 통증이 있으셨습니까?	예 ○ 아니오 ○
15. 걷거나 운동 시 가슴에 통증을 느끼십니까?	예 ○ 아니오 ○
16. 평상시 숨이 차십니까?	예 ○ 아니오 ○
17. 계속되는 마른기침이 있습니까?	예 ○ 아니오 ○
18. 기침 시 황갈색의 가래가 나옵니까?	예 ○ 아니오 ○
19. 불안 또는 우울증이 있습니까?	예 ○ 아니오 ○
20. 그밖에 최근에 느끼고 계신 불편한 증상이 있습니까?	
21. 여성의 경우에만 응답하십시오.	
a. 폐경이 되셨는지요?	예 ○ 아니오 ○ (______세)
b. 마지막 생리일은 언제입니까?	(______년______월______일)

〈주요 단어〉

한국어	日本語	한국어	日本語
건강 문진표	健康問診表	색칠하다	色を塗る
검진일	検診日	기입란	記入欄
건강위험	健康リスク	상세히	詳細に
요인	要因	건강조사	健康調査
검진결과	検診結果	치료	治療
평가	評価	복용	服用
기초적 자료	基礎的資料	종합검사	総合検査
기재하다	記載する	병력	病歴
작성방법	作成方法	고혈압	高血圧
문항	項目	결핵	結核
답변	回答	천식	喘息
해당란	該当欄	암	癌
부위	部位	증가	増加
심장병	心臓病	감소	減少
뇌졸중	脳卒中	배변	排便
중풍	中風	흡연	喫煙
간기능이상	肝機能異常	담배	煙草
당뇨	糖尿	갑	箱
갑상선질환	甲状腺疾患	음주	飲酒
신장질환	腎臓疾患	평소	日頃
생활습관	生活習慣	평균	平均
수면	睡眠	음주량	飲酒量
식욕	食欲	잔	杯
체중변화	体重変化	병	瓶・本

한국어	日本語	한국어	日本語
소주	焼酎	예비접종	予備接種
맥주	ビール	보균자	保菌者
규칙적	規則的	동기	動機
일반질문	一般質問	불편	不便
결혼	結婚	가족병력	家族病歴
미혼	未婚	친척	親戚
기혼	既婚	소화상태	消化状態
혈액	血液	속이 쓰리다	胸がやける
양성	陽性	손발	手足
음성	陰性	붓다	腫れる
간염	肝炎	두통	頭痛
자연면역	自然免疫	찌르다	刺す
통증	痛み	피로	疲れ
새벽	明け方	관절통	関節痛
오심	吐き気	요통	腰痛
어지러움	めまい	숨이 차다	息がきれる
시력장애	視力障害	마른기침	渇いた咳
감각장애	感覚障害	황갈색	黄褐色
의식장애	意識障害	가래	痰
편측마비	片側麻痺	불안	不安
갈증	渇き	우울증	憂鬱症
소변	尿	폐경	閉経
		생리일	生理日

V. 종합검사 안내문

1. 대장내시경 검사
2. 상부위장관 내시경 검사
3. 심장초음파 검사
4. 심전도 검사
5. 운동부하 검사
6. 대장 검사
7. 폐 정밀 검사
8. 결과표

1. 대장내시경 검사

대장내시경 검사를 받을 분들께

최근 우리나라에서도 대장의 질병(폴립, 암, 염증 등)이 현저하게 증가하고 있습니다. 이러한 질병을 초기에 진단하여 잘 치료하기 위해서는 대장내시경검사가 필요합니다. 이 안내문은 대장내시경 검사에 대한 이해를 돕고 검사를 쉽게 받으실 수 있도록 하기 위하여 만들었습니다.

대장내시경 검사는 내시경을 통하여 항문과 직장(곧은창자) 및 대장(큰창자)의 내부를 관찰하는 검사입니다. 이상소견이 있는 경우 자세히 관찰하기 위하여 때로는 푸른색의 색소를 뿌리기도 하고 현미경으로 관찰하기 위해 조직검사도 합니다.

폴립(용종)이 있으면 내시경을 통하여 절제할 수 있고 경우에 따라서는 출혈을 멈추게 하는 치료도 할 수 있습니다. 대장의 질병을 진단하기 위해서 대장조영술로 대장사진을 찍을 수도 있습니다만 대장내시경 검사는 대장조영술에 비하여 정확도가 높고 이상이 있는 경우 바로 조직검사를 할 수 있다는 장점이 있습니다.

1) 검사순서

검사 당일 순서가 되면 하의를 갈아입고 통증을 완화시키기 위한 주사를 맞습니다. 잠시 대기실에서 기다리시면 순서에 따라 검사하여 드립니다. 검사실에서는 항문이 보이도록 한 다음 침대 위에 왼쪽으로 누워 양쪽 무릎을 가슴 쪽으로 당깁니다. 먼저 항문에 국소마취제와 윤활제를 바른 다음 항문을 진찰합니다. 항문을 통하여 내시경을 넣고 공기로 장을 부풀리면서 내시경을 맹장까지 삽입합니다. 검사 시간은 사람에 따라 다르지만 대부분의 경우 10～30분 소요됩니다.

2) 검사를 쉽게 받으시려면

대장내시경 검사시에는 대장을 잘 관찰하기 위하여 공기를 넣어 대장을 부풀리고 내시경이 구불구불한 장을 압박하면서 진행하므로 배가 불러지고 때때로 통증을 느낄 수 있습니다. 통증을 줄이기 위하여 여러 가지로 노력하고 있지만 다음과 같이 협조하여 주시면 검사를 쉽게 받으실 수 있습니다.

(1) 가능한 한 긴장을 풀고 몸의 힘을 빼십시오.

(2) 숨은 천천히 쉬시는 것이 좋습니다.

(3) 검사 중에는 위험하므로 움직이지 마십시오.

(4) 공기에 의하여 배가 불러지면 가스를 배출하셔도 됩니다.

(5) 자세를 바꾸도록 권하면 잘 협조해 주십시오.

3) 검사가 끝나면

(1) 검사가 끝난 후 1시간 정도는 병원에 머무르시는 것이 좋습니다.

(2) 공기에 의하여 배가 부르지만 가스를 배출하면 편하게 됩니다.

(3) 수면제와 진통제 때문에 어지럽고 졸릴 수 있습니다. 회복실에서 30~40분 정도 누워 계시면 나아집니다.

(4) 검사 당일에는 운전을 하거나 기계를 다루거나 중요한 결정을 내리는 일은 하지 마십시오.

(5) 가능하면 하루 정도 휴식을 취하는 것이 바람직합니다.

(6) 검사가 끝나면 바로 식사하셔도 무방합니다.

(7) 조직검사를 한 경우에는 대변에 피가 조금 섞여 나올 수 있습니다만 보통은 곧 멈춥니다.

(8) 만약 계속해서 피가 나오는 경우에는 병원으로 연락하여 주십시오.

(9) 푸른 색소를 사용한 경우에는 대변에 푸른색으로 나올 수 있습니다만 걱정하실 필요가 없습니다.

(10) 검사 다음 날까지 항문에 통증이 있을 수 있으며 미지근한 물로 좌욕을 하시면 나아집니다.

4) 검사 결과의 확인

검사가 끝난 후 주사료와 조직검사료를 수납하신 후 예약된 날짜에 외래에 가셔서 결과를 확인하시면 됩니다.

5) 대장내시경 검사의 위험성

(1) 대장내시경 검사에 따른 합병증이 매우 드물게(1,000명당 1명 이하) 발생할 수 있습니다.

(2) 합병증에는 투약에 따른 합병증, 출혈 대장의 천공(찢어짐), 감염, 호흡 장애, 혈압의 급격한 변화, 사망 등이 있는데 드물지만 합병증이 발생하면 응급 처치를 요하며 때로는 긴급수술이 필요하므로 심한 통증, 출혈, 구토, 고열 등이 있을 때에는 지체 없이 알려 주시기 바랍니다.

(3) 주간에는 검사를 의뢰하신 선생님 또는 소화기병 센터로 연락하시고 야간 또는 주말에는 응급실로 가십시오.

〈주요 단어〉

한국어	日本語	한국어	日本語
대장내시경	大腸内視鏡	내부	内部
폴립	ポリープ	관찰	観察
암	癌	이상소견	異常所見
염증	炎症	자세히	詳しい
현저하다	顕著である	푸른색	青みがかった
증가	増加	색소	色素
초기	初期	현미경	顕微鏡
진단	診断	조직검사	組織検査
안내문	案内文	용종	茸腫
이해	理解	절제	切除
항문	肛門	출혈	出血
직장	直腸	대장조영술	大腸造影
대장	大腸	장점	メリット/強み
하의	下衣	맹장	盲腸
통증	痛み	삽입	挿入
완화	緩和	소요	所要
주사	注射	구불구불하다	くねくね曲がる
잠시	しばらく	압박	圧迫
대기실	待機室	협조	協力

한국어	日本語	한국어	日本語
침대	ベッド	긴장	緊張
무릎	膝	위험	リスク/危険
가슴	胸	가스	ガス
국소마취제	局所麻酔剤	자세	姿勢
윤활제	潤滑剤	수면제	睡眠剤
진찰	診察	진통제	鎮痛剤
부풀리다	膨らませる	어지럽다	めまいがする
졸리다	眠気がする	투약	投薬
회복실	回復室	출혈	出血
운전	運転	천공	穿孔
기계	機械	감염	感染
휴식	休息	호흡장애	呼吸障害
바람직하다	望ましい	혈압	血圧
미지근하다	ぬるい	사망	死亡
좌욕	座浴	응급처치	応急処置
수납	納付	긴급수술	緊急手術
예약	予約	구토	嘔吐
외래	外来	고열	高熱
위험성	危険性	의뢰	依頼
합병증	合併症	응급실	応急室

2. 상부위장관 내시경 검사

상부위장관 내시경 검사에 대하여

1) 검사의 목적

상부위장관 내시경 검사는 식도나 위 혹은 십이지장에 발생하는 여러 종류의 질환(예: 위암, 위궤양, 십이지장궤양, 식도염 등)을 진단하는 데 있어 가장 기본적인 검사입니다. 상부위장관 조영술과 같은 방사선 검사와는 달리 내시경 검사는 이상이 발견되면 즉시 조직검사를 할 수 있어 보다 정확한 진단이 가능하고 치료방침을 결정하는 데에도 크게 도움이 됩니다. 특히 우리나라는 위암이 흔한 나라이므로 내시경검사는 위암의 조기진단을 위해서도 매우 중요합니다.

2) 준비사항

검사 전날 저녁 식사는 평소보다 약간 가볍게 하고 술이나 고기는 먹지 않으며, 야식을 삼가는 것이 좋습니다. 고혈압 환자는 미리 의료진에게 검사 전에 혈압약을 복용할 필요가 있는지 문의하는 것이 좋습니다. 의치가 있을 경우 검사 전에 반드시 제거해야 합니다.

3) 검사과정

검사 전에는 구강마취가 필요하고 가스 제거제를 복용합니다. 검사대에 올라간 후에는 의료진의 지시에 따라 자세를 취하고 마우스피스를 빠지지 않을 정도로 가볍게 물고 있으면 곧 검사가 시작됩니다. 혀와 목에 힘을 빼고 코와 배로 천천히 깊게 숨을 쉬면서 기침을 참고 지시에 따르면 쉽게 삽입이 가능합니다. 이후로는 천천히 복식호흡을 하면서 구역, 구토를 참고 입 안에 고인 침을 삼키지 말고 자연스럽게 흘리면 검사를 쉽게 받을 수 있습니다.

4) 검사 후 주의사항

인후 마취로 인하여 음식을 삼키기 어려울 수 있으므로 1시간(조직검사를 한 경우는 2시간)

정도 아무 것도 복용하지 마십시오. 첫 식사는 평소보다 가볍게 하고 자극적인 음식은 피하는 것이 좋습니다. 검사 당일은 술을 삼가십시오. 인후통과 침에 소량의 혈액이 묻어 나오는 경우는 있지만 계속되면 의료진에게 알리십시오. 기타 궁금한 점이 있으면 소화기병센터로 문의하십시오.

확인:__________

〈주요 단어〉

한국어	日本語	한국어	日本語
상부위장관	上部胃腸管	결정	決定
식도	食道	특히	特に
위	胃	조기진단	早期診断
혹은	或いは	평소	日頃
십이지장	十二指腸	약간	若干
질환	疾病	술	酒
위암	胃癌	고기	肉類
위궤양	胃潰瘍	야식	夜食
십이지장궤양	十二指腸潰瘍	삼가다	控える
식도염	食道炎	고혈압	高血圧
조영술	造影術	의료진	医療陣
방사선	放射線	혈압약	血圧の薬
조직검사	組織検査	복용	服用
치료방침	治療方針	의치	義歯
제거	除去	복식호흡	腹式呼吸
구강마취	口腔麻酔	구토	嘔吐
제거제	除去材	침	唾
지시	指示	삼키다	飲み込む
마우스피스	マウスピース	인후마취	咽喉麻酔
혀	舌	음식	食べ物/食事
목	首	자극적	刺激的
힘을 빼다	力を抜く	피하다	避ける
코	鼻	인후통	咽喉痛
배	腹/お腹	소량	少量
기침	咳	혈액	血液
삽입	挿入	문의	お問い合わせ

3. 심장초음파 검사

심장초음파 검사 안내

1) 심장초음파 검사란?

인체에 무해한 초음파를 이용하여 심장을 영상으로 볼 수 있으며, 심장질환을 진단하고 평가하는 검사로 심장의 운동성, 구조, 혈류의 흐름, 판막의 이상 유무, 심장의 크기 및 심장 내 종양, 혈전 등을 볼 수 있는 검사입니다.

2) 심장초음파 검사가 필요한 경우

- 평소 저혈압이나 고혈압이 있거나 심장병으로 치료를 받은 적이 있는 경우
- 누워 있거나 잠을 잘 때 숨이 차는 경우
- 심전도 검사 시 이상이 있거나 흉부 X-ray 촬영 결과 심비대가 의심되는 경우
- 약물 장기복용자나 콜레스테롤이 높은 경우
- 담배와 술을 평소에 많이 하거나 스트레스가 심한 경우
- 가슴 통증이나 자주 가슴이 두근거리는 경우
- 평소 일상생활 중 실신한 경험이 있는 경우

3) 검사방법

(1) 환자는 진찰대에 왼쪽, 옆으로 누운 채 행해집니다.

(2) 왼쪽 가슴 부위에 젤리를 바릅니다(젤리는 인체에 무해하며, 휴지로 닦거나 물로 씻으면 없어진다).

(3) 가슴 표면 위에 작은 탐촉자를 놓고 심장 위를 움직여 가며 심장구조를 관찰합니다.

(4) 검사시간은 약 20~30분 정도 소요되며 검사 시 늑골 사이에 탐촉자를 대고 누르게 되므로 다소의 통증이 있을 수 있습니다.

(5) 약 복용이나 식사는 평소대로 하면 됩니다.

4) 경식도 심장초음파 검사

검사 전에 목에 부분 마취제를 3회 스프레이 한 후 손가락 굵기만 한 줄(튜브)을 목으로 넣어 심장을 더 가까이에서 자세하게 보는 검사입니다. 검사는 40~50분 정도 소요되며, 검사 예약 시간 전 6시간 이상 절대 금식이 필요합니다(물, 음료수, 식사 등 일체).

5) 약물 심장초음파 검사

인체에 무해한 초음파를 이용하여 심장을 영상으로 볼 수 있으며 약물을 이용하여 변이형 협심증을 진단하기 위한 검사로 금식(아침식사)과 보호자 동반이 필요합니다. 20~30분 정도 시간이 소요되며 아침 일찍 하는 검사이므로 예약 시간에 늦게 되면 검사를 못 받을 수 있습니다.

〈주요 단어〉

한국어	日本語	한국어	日本語
심장초음파	心臓超音波/ 心エコー	혈전	血栓
인체	人体	평소	日頃
무해	無害	저혈압	低血圧
영상	映像	고혈압	高血圧
질환	疾病	심장병	心臓病
진단	診断	치료	治療
평가	評価	숨이 차다	息切れがする
운동성	運動性	심전도	心電図
구조	構造	흉부	胸部
혈류	血流	촬영결과	撮影結果
판막	弁膜	심비대	心肥大/心臓肥大
이상유무	異常可否/ 異常があるかないか	약물	薬物
종양	腫瘍	콜레스테롤	コレステロール
스트레스	ストレス	경식도	経食道
가슴통증	胸の痛み	부분마취제	局所麻酔剤
가슴이 두근거리다	動悸	스프레이	スプレー
실신	失神	손가락	指
진찰대	診察台	튜브	チューブ
젤리	ゼリー	금식	断食/絶食/禁食
휴지	ティッシュ	음료수	飲料水
표면	表面	일체	一切
탐촉자	探触子(プローブ)	변이형	変異型
관찰	観察	협심증	狭心症
소요	所要	보호자	保護者
늑골	肋骨	동반	同伴/付き添い
통증	痛み	목	首

4. 심전도 검사

심전도 검사 안내

1) 심전도 검사란

심장은 수축할 때마다 미량의 활동 전류를 내보냅니다. 이런 심장 박동에 따라 발생하는 전기적 변화를 심전계를 이용하여 곡선으로 체표면에서 기록하는 것이 심전도입니다.

심전도 검사는 통증 없이 간편하게 시행할 수 있으며, 심한 활동에 대한 많은 정보를 줄 수 있으므로 심장의 기능을 알아보는 데 필수적인 검사입니다.

2) 심전도의 목적

(1) 심장 리듬을 확인하고 심박동 수를 측정합니다.

(2) 부정맥, 심장 리듬의 이상을 진단하고, 심박동 수를 측정합니다.

(3) 협심증, 심근경색 등의 허혈성 심장병과 고혈압으로 심근이 비대해지는 것을 진단합니다.

(4) 심장병의 진행이나 회복 상태를 확인하고, 심장 카데터 검사, 마취나 수술 시 심장 상태를 관찰하며, 인공 심장 박동기의 기능을 평가합니다.

3) 심전도 검사의 방법

안정한 상태로 침대에 반듯이 눕고, 전극을 붙일 피부를 알코올로 닦고 전극을 부착합니다.

전극은 주로 수족, 앞가슴 부위에 전극을 붙인 다음, 그 전극으로 유도된 전압의 변화를 심전계로 기록합니다. 즉 가슴 중앙에서 시작해서 왼쪽으로 이어지는 부위에 6개, 양쪽 수족에 각기 1개씩 전극을 붙이고, 심장의 활동에 의해서 근육이나 신경에 전달되는 전류의 변화를 유도하여 기록합니다.

※ 심전도 검사 시간은 5~10분 정도 소요됩니다.

4) 심전도 검사의 주의사항

※ 검사 전

검사 1시간 전에는 커피와 담배 등 자극적인 물질과 운동은 피해야 합니다.

※ 검사 시

합성섬유 제품의 하의나 금속이 많이 달린(지퍼 등) 옷은 피합니다.
안전하고 고통이 없는 검사로 전신의 힘을 빼고 편안히 검사합니다.

〈주요 단어〉

한국어	日本語	한국어	日本語
심전도	心電図	리듬	リズム
수축	収縮	심박동 수	心拍数
미량	微量	측정	測定
전류	電流	부정맥	不整脈
심장박동	心臓の拍動	협심증	狭心症
전기적	電気的	심근경색	心筋梗塞
변화	変化	허혈성	虚血性
심전계	心電計	고혈압	高血圧
곡선	曲線	심근	心筋
체표면	体表面	비대	肥大
통증	痛み	회복상태	回復状態
간편	簡便、容易	확인	確認
기능	昨日	심장카테터	心臓カテーテル
필수적	必須	마취	麻酔
검사	検査	인공심장박동기	人工心臓ペースメーカー
목적	目的	평가	評価
반듯이	まっすぐ	신경	神経
전극	電極	소요	所要
알코올	アルコール	주의사항	注意事項
부착	付着	담배	煙草
수족	手足	자극적	刺激的
앞가슴	胸	물질	物質
부위	部位	피하다	避ける
유도	誘導	합성섬유	合成繊維
전압	電圧	제품	製品
기록	記録	금속	金属
즉	つまり、即ち	지퍼	ジッパー
근육	筋肉	안전	安全

5. 운동부하 검사

운동부하 검사 안내

1) 운동부하 검사(treadmill test)란

운동부하 검사는 운동하는 동안에 발생하는 심전도의 변화, 혈압의 변화 및 심박수의 변화를 관찰함으로써 허혈성 심질환(협심증, 심근경색)이나 정맥질환 및 기타 심질환의 진단 및 예후와 치료에 도움이 되는 검사입니다. 관상동맥질환을 가진 경우 그 정도가 심하지 않고, 뚜렷한 증상이 나타나지 않는 경우 일반적인 심전도 상에서는 특별한 변화가 나타나지 않을 수 있습니다. 그러나 운동이라는 스트레스에 직면할 경우에는 심전도의 변화와 함께 증상이 나타날 수도 있습니다.

특히 관상동맥이 좁아졌거나 부분적으로 막힌 경우에는 운동으로 인하여 증가된 혈류 요구량에 비례하여 상대적으로 적은 혈류량이 전달됨으로써 심전도상의 변화와 함께 가슴의 답답함, 흉통 또는 숨이 찬 증상이 나타나게 됩니다. 따라서 관상동맥질환의 유무와 진단을 내리는 데 도움이 되고 치료와 예후를 확인할 수 있습니다.

2) 검사의 적용 대상자

(1) 주로 관상동맥질환이 의심되는 증상이나 증후를 보이는 환자
(2) 관상동맥질환의 위험 요인이 높은 환자
(3) 경계성 고혈압 환자로서 운동의 혈압의 변동을 알고자 할 때
(4) 운동 시 유발될 수 있는 부정맥을 확인하고자 할 때

3) 검사 방법

(1) 편안한 환자복으로 갈아입은 후 심전도계와 혈압계를 부착합니다.
(2) 침대에 누운 상태에서 먼저 안정 시 혈압과 맥박, 기본 심전도를 체크합니다.
(3) 혈압과 맥박, 심전도상 특별한 이상이 없으면, 러닝머신의 벨트 위에서 처음에는 천천히 걷기 시작합니다. 2분 경과 시 혈압과 맥박을 체크하고, 증상과 심전도의 변화를 확인합니다.

(4) 이후 3분 간격으로 경사가 높아지고 속도가 빨라지므로 점차적으로 빠르게 걷고, 마지막 단계에서는 뛰면서 운동을 합니다(증상이 나타나거나 운동을 중단하여야 하는 상황이 생길 때까지 보통 8분에서 12분 정도 운동합니다).

(5) 운동을 멈추게 되면, 침대에 누워서 운동 직후 최대 혈압과 최대 맥박수 그리고 심전도의 변호와 증상유무를 확인합니다.

(6) 이후 침대에 누워 쉬면서 운동 전 혈압과 맥박 상태로 돌아갈 때까지(또는 증상이 사라지고 편안해질 때까지) 안정하면서 혈압과 맥박, 심전도를 체크합니다.

4) 소요 시간

검사 소요 시간은 보통 20～30분 내외이며, 운동하는 시간에 따라서 개인차이가 있을 수 있으며, 오랫동안 관찰이 필요한 경우 시간은 더욱 길어질 수도 있습니다.

5) 주의사항 및 준비사항

(1) 혈압약과 같은 복용약의 검사 전 복용 여부에 대해서는 환자마다 다르므로 의료진과 미리 상의하십시오(주치의 의사의 특별한 지시가 없는 한 혈압약 등은 그대로 드셔야 합니다).

(2) 검사 2～3시간 전에 가벼운 식사를 하시고 검사 직전에 흡연이나 카페인이 든 음료는 피하여 주십시오.

(3) 안전하고 정확한 검사 결과를 위해서는 검사자의 요구에 잘 따라 주셔야 하는 등 환자분들의 협조가 강력히 요구됩니다.

(4) 검사 도중 흉통이 오거나 너무 힘든 경우 즉시 검사자에게 말씀해 주십시오.

(5) 간혹 검사 결과상 고위험 결과가 나오면 바로 입원하여 정밀 검사 및 치료를 하실 수도 있습니다.

〈주요 단어〉

한국어	日本語	한국어	日本語
운동부하	運動負荷	진단	診断
검사	検査	예후	予後
발생	発生	치료	治療
심전도	心電図	관상동맥질환	冠状動脈疾患
변화	変化	뚜렷하다	明らかだ
혈압	血圧	증상	症状
심박수	心拍数	스트레스	ストレス
관찰	観察	직면	直面
허혈성	虚血性	좁아지다	狭くなる
심질환	心疾患	부분적	部分的
협심증	狭心症	막히다	詰まる
심근경색	心筋梗塞	증가	増加
부정맥	不整脈	혈류요구량	血流要求量
상대적	相対的	침대	ベッド
전달	伝達	맥박	脈拍
가슴의 답답함	胸焼け	기본	基本
흉통	胸の痛み	체크	チェック
숨이 찬 증상	息が詰まる症状	이상	異常
증후	症候	러닝머신	ランニング マシーン
환자	患者	벨트	ベルト

한국어	日本語	한국어	日本語
경계성	境界性	천천히	ゆっくり
고혈압	高血圧	걷다	歩く
편안	楽、リラックス	경과	経過
혈압계	血圧計	간격	間隔
부착	付着	경사	傾斜
속도	速度、スピード	흡연	喫煙
점차적	次第に	카페인	カフェイン
단계	段階	음료	飲料
상황	状況	안전	安全
유무	可否、有無	정확	正確
개인차이	個人差	결과	結果
주의사항	注意事項	요구	要求
준비사항	準備事項	강력하다	強力だ
혈압약	血圧薬	간혹	たまに
복용약	服用薬	고위험	高危険、高リスク
주치의	主治医	입원	入院
직전	直前	정밀검사	精密検査

6. 대장 검사

대장 검사 안내서

등 록 번 호		성 명	
검 사 일 시	20 년 월 일 시 분 (오전 · 오후)		

■ 검사 전 식사방법:

본 검사는 대장을 통하여 조영제를 주입하여 대장의 여러 질환을 관찰하는 것입니다. 따라서 정확한 진단을 위하여 아래 사항을 성의 있게 실행하여 주십시오.

검사 이틀 전	아침 · 점심 · 저녁	가능하면 찌꺼기가 적고 소화가 잘되는 음식을 드시고 물 5컵 이상 많이 드십시오.
검사 하루 전	아침 · 점심	흰죽으로 드십시오. 반찬은 간장 정도만 드십시오. 물은 5컵 이상 드십시오.
	저녁	식사하지 마십시오. 물은 5컵 이상 드십시오.
	저녁 8시 저녁 10시	**물약**을 전부 드십시오. **알약** 2알을 전부 드십시오.

■ 주의사항:

1) 물은 보리차 또는 음료수를 드셔도 무방합니다(단, 우유 또는 유제품 음료는 안 됩니다).
2) 지방질 음식을 드시면 안 됩니다.
3) 미음을 드실 때는 반드시 소금이나 간장하고만 드십시오. 찌꺼기 있는 음식이나 고형음식은 드시지 마십시오(채소류, 육류 등).
4) 물약(마크롤)은 냉장고나 찬 곳에 보관하십시오.
5) 아침에 물 같은 변이 나오는 것은 정상입니다. 나오는 대로 모두 배설하십시오.
6) 검사시간은 먼저 진행 중인 검사상황에 따라 지연될 수 있습니다.
7) 타 병원에서 검사하신 X선 사진이나 소견서 등이 있으면 휴대하고 오시기를 권장합니다.
8) 태아에게 방사선에 의한 해가 있을 수 있으므로 임산부나 임신이 예상되는 분은 검사 전 담당자에게 꼭 알려 주십시오.

※ 본 안내서는 검사 당일 지참하시고 오십시오.

〈주요 단어〉

한국어	日本語	한국어	日本語
대장검사	大腸検査	흰죽	おかゆ
조영제	造影剤	반찬	おかず
주입	注入	간장	醤油
질환	疾患	물약	シロップ
관찰	観察	알약	錠剤
정확하다	正確だ	주의사항	注意事項
진단	診断	보리차	麦茶
사항	事項	음료수	飲料水
성의	誠意	우유	牛乳
실행	実行	유제품	乳製品
찌꺼기	かす、かたまり	지방질	脂肪質
소화	消化	미음	重湯
5컵	5カップ、5杯	지연	遅延
반드시	必ず	X선 사진	X線写真
소금	塩	소견서	所見書
고형음식	固形の食べ物	휴대	携帯
채소류	野菜類	권장하다	勧奨する、勧める
육류	肉類	태아	胎児
냉장고	冷蔵庫	방사선	放射線
보관	保管	임산부	妊婦
변	便	임신	妊娠
정상	正常	예상	予想
배설	排泄	지참	持参
진행	進行		

7. 폐 정밀 검사

폐 정밀 검진 안내문

1) 목적

고객님이 검사하신 폐 정밀 검진코스는 흉부 컴퓨터 단층촬영을 통해 폐 및 그 부속장기들의 유무를 확인하며 더불어 객담(가래) 검사로 세포변성 유무를 확인합니다. 또한 저선량 흉부 CT촬영은 폐의 실질 부위에 발생할 수 있는 결절을 진단하는 데 유용합니다.

※ 고객님께서 선택하신 폐 정밀 코스는 다음과 같은 검사를 시행하고 있습니다.
- ☞ 문진
- ☞ 흉부 단순 촬영
- ☞ 폐기능검사
- ☞ 저선량 흉부 CT
- ☞ 진단검사 – 객담 암세포 검사, 결핵균 염색 도말검사(객담통 3개)
– 사전에 미리 수집

2) 물품

객담통 3개, 건강 문진표(반드시 작성 요망)

3) 주의사항

검진 코스에 저선량 흉부 CT는 금식을 요하지 않습니다. 보내드린 객담통 3개에 각각 하루에 한 개씩 객담(가래)을 준비된 통에 받아 주시면 됩니다.

※ 객담 채취 방법
1. 아침에 일어나자마자 객담을 받습니다.
   (이유: 밤 사이 분비물이 폐에 고였다가 아침에 많이 나올 수 있기 때문)
2. 심호흡을 하여 폐에 공기를 가득 채우고 깊은 기침을 하여 객담을 1/2 양으로 받습니다.
3. 객담을 받은 후 뚜껑을 닫고 냉장 보관하십시오. (이유: 오염, 세균번식 예방) 객담은 검진 이틀 전, 하루 전, 당일로 3일 동안 각 한 개씩 받으십시오.

〈주요 단어〉

한국어	日本語	한국어	日本語
폐정밀검사	肺精密検査	시행	行う
안내문	案内文	문진	問診
흉부	胸部	단순	単純
단층촬영	断層撮影	진단검사	診断検査
부속장기	付属臓器	암세포	癌細胞
객담	喀痰	결핵균	結核菌
가래	痰	염색	染色
세포변성	細胞変性	도말	塗抹
확인	確認	수집	収集
저선량	低線量	물품	物品
흉부CT촬영	胸部CT撮影	작성	作成
실질부위	実質部位	금식	禁食、断食
발생	発生	채취	採取
결절	結節	분비물	分泌物
진단	診断	심호흡	心呼吸
유용	有用	오염	汚染

8. 결과표

종합검진 결과표

성명:

성별: 나이: 검사일자:

검사항목		참고기준치		결과치				참고내용
		수치	단위	금회		전회		
☞ 신체계측								
신장			cm					〈비만도〉 90% 이하: 저체중 110～120%: 과체중 〈체질량지수〉 비만: 25 이상
체중			kg					
표준체중			kg					
비만도			%					
체질량지수			kg/m²					
혈압		/	mmHg					140～90mmHg 이상 고혈압
허리둘레 / 엉덩이둘레		/						
☞ 안과검사								
안저촬영								
				좌	우	좌	우	
시력								
안압	1회	10－21	mmHg					21mmHg 증가시 녹내장 관련
	2회	10－21	mmHg					
	3회	10－21	mmHg					
☞ 청력검사								
주파수	1000Hz	0－20	dB					20dB 증가시 청력저하
	2000Hz	0－20	dB					
	4000Hz	0－20	dB					
	8000Hz	0－20	dB					

☞ 혈액학적 검사

백혈구(WBC)	4.0-10.0	10^3/UL			
적혈구(RBC)	남: 4.2-6.3 여: 4.0-5.4	10^3/UL			
혈색소(Hb)	남: 13-17 여: 12-16	g/dl			
적혈구용적(Hct)	남: 39-52 여: 36-48	%			
평균혈구용적(MCV)	남: 81-96 여: 79-95	fl			
평균혈구혈색소(MCH)	남: 27-33 여: 26-32	pg			
평균혈구혈색소농도(MCHC)	32-36	g/dl			
적혈구입자분포폭(RDW)	11.5-14.5	%			
혈소판(Platelet)	130-400	10^3/UL			
혈소판관계된수치(PCT)	0.150-0.320	%			
평균혈소판용적(MPV)	7.4-10.4	fl			
혈소판관계된수치(PDW)	11.5-17.5	%			
호중구(E-Neutro)	42.2-75.2	%			
임파구(E-Ltmph)	20.5-51.1	%			
단핵구(E-Mono)	1.7-9.3	%			
호산구(E-Eosino)	1.0-5.0	%			
호염구(E-Baso)	0.0-2.0	%			
혈액형(Blood Type)	ABO/Rh			/	

☞ 생화학검사

간기능	AST(SGOT)	0-40	IU/L		증가시 간기능 이상
	ALT(SGPT)	0-40	IU/L		
	ASK-Phosphatase	134-343	IU/L		
	r-GTP	16-73	IU/L		
	빌리루빈(Bilirubin)	0.2-1.2	mg/dL		

	직접 빌리루빈	0.0-0.5	mg/dL			
	유산탈수효소 (LDH)	127-228	IU/L			
	총단백 (Total protein)	6.0-8.0	g/dl			감소시 이상소견
	알부민(Albumin)	3.3-5.2	g/dl			
신기능	혈액뇨소질소(BUN)	10-26	mg/dL			증가시 신기능 저하
	크레아티닌(Creatinine)	0.7-1.4	mg/dL			
요산(Uric Acid)		3.0-7.0	mg/dL			통풍, 요로결석
당뇨	혈당(Glucose)	70-100	mg/dL			증가시 당뇨병
	HB A1C	4.8-6.2	%			
지질	총 콜레스테롤 T-Cholesterol	〈 240	mg/dL			증가시 고지혈증
	중성지방 (Triglyceride)	〈 200	mg/dL			
	저밀도 콜레스테롤 (LDL)	〈 130	mg/dL			
	고밀도 콜레스테롤 (HDL)	남 40-60 여 45-60	mg/dL			감소시 동맥경화증 관련
전해질	칼슘(Calcium)	8.1-9.7	mg/dL			각종 기본세포기능 관련물질 칼슘, 인(특히 뼈대사 관련)
	인(Phosphorus)	2.5-4.5	mg/dL			
	나트륨(Sodium)	135-145	mEq/L			
	칼륨(Potassium)	3.5-5.5	mEq/L			
☞ 소변검사						
색(Color)		Straw				
Appearance		Clear				
산도(PH)		4.5-8.0				
비중(SG)		1.005-1.030				
요단백(Albumin)		(-~TR)				양성시 단백뇨
요당(Glucose)		(-)				양성시 당뇨병 의심

케톤체(Ketone)	(−)			
유로빌리노겐(Urobilincgen)	(〈 +)			
빌리루빈(Bilirubin)	(−)			
아질산염(Nitrite)	(−)			양성시 요로감염
요잠혈(Occult Blood)	(−)			양성시 혈뇨
WBC(Stick test)	(−)			양성시 농뇨
적혈구(RBC)	0−2 /HPF			현미경적 혈뇨 유무
백혈구(WBC)	0−2 /HPF			현미경적 농뇨 유무
편평상피세포	0−2 /HPF			
미세단백뇨	0−30 mg/gm			
☞ 대변검사				
기생충(Parasite)				
원충(Protozoa)				
잠혈 OB(Immu.Lat.)	음성			위장관의 출혈성병변
☞ 간염표지자(Stool Examination)				
B형간염 S항원(HBs-Ag)	음성			양성시 보유자
B형간염 S항체(Anti-HBs)				양성시 면역형성
B형간염 C항체(Anti-HBc)				
B형간염 E항원	음성			양성시 전염가능함
B형간염 E항체				양성시 전염가능성 떨어짐
C형간염 항체(Anti-HCV)	음성			양성시 C형간염 확인필요
☞ 염증관련 혈액검사				
RA(정성)	음성			류마티스 관절염 인자
ESR(혈침)	남 0−15 여 0−20 mm/hr			염증성질환과 관련
☞ 단백면역검사				
C−반응성 단백	〈 =0.33 mg/dL			염증성질환 및 동맥경화증
☞ 면역혈청검사(Serologic Test)				

VDRL(정성)	음성			T.Pallidum균 감염
Anti-HIV	음성			후천성 면역결핍증
☞ 갑상선기능검사(Thyroid Function Test)				
Free-T4	0.8－1.9 ng/dl			이상소견시 갑상선질환
TSH	0.4－5.0 uU/ml			
☞ 종양표지자(Tumor Marker)				
a FP	〈 5 IU/ml			증가시 간질환
CEA	〈 6 ng/ml			증가시 대장 및 소화기계 질환 과도흡연
CA19-9	〈 37 U/ml			증가시 췌장질환 및 담도계질환
PSA	〈 3 ng/ml			증가시 전립선질환
☞ 여성정밀 혈액검사				
FSH(난포자극호르몬)	mlu/ml			폐경유무
CA125	〈 35 U/ml			증가시 난소 및 자궁질환
☞ 심장정밀 혈액검사				
호모시스테인(Homocystein)	5－15. umol/L			증가시 동맥경화증
C-PEPTIDE	1.06～3.53 ng/ml			
☞ 폐정밀 검사				
객담 세포학적 검사 (Sputum Smear)				객담내 세포이상 유무
항상균집균 1회	음성			양성시 객담내
도말검사 2회	음성			결핵균
금회			전회	
☞ 폐기능검사				
☞ 심전도검사				

☞ 자궁암검사

☞ 갑상선 정밀 혈액검사

Anti TG-AB	〈60	u/ml			이상소견시 갑상선질환
Anti-microsome-AB	〈60	u/ml			
TSH-R-AB(TSH)	〈2	In/L			

☞ 종합소견서

VI. 계산서 및 영수증

1. 진료비 계산서 및 영수증
2. 한방진료비 계산서 및 영수증
3. 약제비 계산서 및 영수증
4. 간이 외래진료비 계산서 및 영수증
5. 진료비 납입 확인서

1. 진료비 계산서 및 영수증

<table>
<tr><td colspan="7">□외래 □입원 (□퇴원 □중간) 진료비 계산서 · 영수증</td></tr>
<tr><td colspan="2">환자 등록번호</td><td>환자성명</td><td colspan="2">진료기간</td><td colspan="2">야간(공휴일)진료</td></tr>
<tr><td colspan="2"></td><td></td><td colspan="2">. . .부터 . . .까지</td><td colspan="2">□야간 □공휴일</td></tr>
<tr><td colspan="2">진료과목</td><td>질병군(DRG)번호</td><td>병실</td><td>환자구분</td><td colspan="2">영수증 번호(연월-일련번호)</td></tr>
<tr><td colspan="2"></td><td></td><td></td><td></td><td colspan="2"></td></tr>
<tr><td colspan="2">항 목</td><td>요양급여(①+②)</td><td colspan="2">비급여③</td><td colspan="2">금액산정내역</td></tr>
<tr><td rowspan="11">필수항목</td><td>진 찰 료</td><td></td><td colspan="2"></td><td rowspan="2">진료비총액④
(①+②+③)</td><td rowspan="2"></td></tr>
<tr><td>입 원 료</td><td></td><td colspan="2"></td></tr>
<tr><td>식 대</td><td></td><td colspan="2"></td><td rowspan="2">환자부담총액⑤
(②+③)</td><td rowspan="2"></td></tr>
<tr><td>투약 및 조제료</td><td></td><td colspan="2"></td></tr>
<tr><td>주 사 료</td><td></td><td colspan="2"></td><td rowspan="2">이미 납부한 금액⑥</td><td rowspan="2"></td></tr>
<tr><td>마 취 료</td><td></td><td colspan="2"></td></tr>
<tr><td>처치 및 수술료</td><td></td><td colspan="2"></td><td rowspan="2">수납금액⑦
(⑤-⑥)</td><td rowspan="2"></td></tr>
<tr><td>검 사 료</td><td></td><td colspan="2"></td></tr>
<tr><td>영상진단 및
방사선치료료</td><td></td><td colspan="2"></td><td colspan="2" rowspan="14">* 요양기관 임의활용공간</td></tr>
<tr><td>치료재료대</td><td></td><td colspan="2"></td></tr>
<tr><td>전액본인부담</td><td></td><td colspan="2">—</td></tr>
<tr><td rowspan="8">선택항목</td><td>재활 및 물리치료료</td><td></td><td colspan="2"></td></tr>
<tr><td>정신요법료</td><td></td><td colspan="2"></td></tr>
<tr><td>CT 진단료</td><td></td><td colspan="2"></td></tr>
<tr><td>MRI 진단료</td><td></td><td colspan="2"></td></tr>
<tr><td>초음파진단료</td><td></td><td colspan="2"></td></tr>
<tr><td>보철 · 교정료</td><td></td><td colspan="2"></td></tr>
<tr><td>수 혈 료</td><td></td><td colspan="2"></td></tr>
<tr><td>선택진료료</td><td></td><td colspan="2"></td></tr>
<tr><td colspan="2">계</td><td></td><td colspan="2"></td></tr>
<tr><td colspan="2">본인부담금①</td><td></td><td colspan="2">—</td></tr>
<tr><td colspan="2">보험자부담금②</td><td></td><td colspan="2">—</td></tr>
<tr><td colspan="2">사업자등록번호</td><td></td><td colspan="2">상 호</td><td colspan="2"></td></tr>
<tr><td colspan="2">사업장소재지</td><td></td><td colspan="2">성 명</td><td colspan="2"></td></tr>
<tr><td colspan="7">년 월 일</td></tr>
<tr><td colspan="7">※ 이 계산서 · 영수증은 소득세법상 의료비 공제신청에 사용할 수 있습니다.
※ 이 계산서 · 영수증에 대한 세부내역을 요구할 수 있습니다.
※ 전액본인부담이란 국민건강보험법 시행규칙 별표5의 규정에 의한 요양급여비용의 본인전액부담항목 비용을 말합니다.</td></tr>
<tr><td colspan="7">주: 항목 중 선택항목은 요양기관의 특성에 따라 추가 또는 생략이 가능합니다.</td></tr>
</table>

2. 한방진료비 계산서 및 영수증

<table>
<tr><td colspan="6">□외래 □입원 (□퇴원 □중간) 한방진료비 계산서 · 영수증</td></tr>
<tr><td colspan="2">환자 등록번호</td><td>환자성명</td><td>진료기간</td><td colspan="2">야간(공휴일)진료</td></tr>
<tr><td colspan="2"></td><td></td><td>. . .부터 . . .까지</td><td colspan="2">□야간 □공휴일</td></tr>
<tr><td colspan="2">진료과목</td><td>병실</td><td>환자구분</td><td colspan="2">영수증 번호(연월-일련번호)</td></tr>
<tr><td colspan="2"></td><td></td><td></td><td colspan="2"></td></tr>
<tr><td colspan="2">항 목</td><td>요양급여(①+②)</td><td>비급여③</td><td colspan="2">금액산정내역</td></tr>
<tr><td rowspan="8">필수항목</td><td>진 찰 료</td><td></td><td></td><td rowspan="2">진료비총액④
(①+②+③)</td><td rowspan="2"></td></tr>
<tr><td>입 원 료</td><td></td><td></td></tr>
<tr><td>식 대</td><td></td><td></td><td rowspan="2">환자부담총액⑤
(①+③)</td><td rowspan="2"></td></tr>
<tr><td>투약및처방 · 조제료</td><td></td><td></td></tr>
<tr><td>시술 및 처치료</td><td></td><td></td><td rowspan="2">이미 납부한 금액⑥</td><td rowspan="2"></td></tr>
<tr><td>검 사 료</td><td></td><td></td></tr>
<tr><td>한방물리요법료</td><td></td><td></td><td rowspan="2">수납금액⑦
(⑤－⑥)</td><td rowspan="2"></td></tr>
<tr><td>전액 본인부담</td><td></td><td>—</td></tr>
<tr><td rowspan="4">선택항목</td><td>선택진료료</td><td></td><td></td><td colspan="2" rowspan="7">* 요양기관 임의활용공간</td></tr>
<tr><td></td><td></td><td></td></tr>
<tr><td></td><td></td><td></td></tr>
<tr><td></td><td></td><td></td></tr>
<tr><td colspan="2">계</td><td></td><td></td></tr>
<tr><td colspan="2">본인부담금①</td><td></td><td>—</td></tr>
<tr><td colspan="2">보험자부담금②</td><td></td><td>—</td></tr>
<tr><td colspan="2">사업자등록번호</td><td></td><td>상 호</td><td colspan="2"></td></tr>
<tr><td colspan="2">사업장소재지</td><td></td><td>성 명</td><td colspan="2"></td></tr>
<tr><td colspan="6">년 월 일</td></tr>
</table>

※ 이 계산서 · 영수증은 소득세법상 의료비공제의 신청에 사용할 수 있습니다.
※ 이 계산서 · 영수증에 대한 세부내역을 요구할 수 있습니다.
※ 전액본인부담이란 국민건강보험법 시행규칙 별표5의 규정에 의한 요양급여비용의 본인전액부담항목 비용을 말합니다.

주: 항목 중 선택항목은 요양기관의 특성에 따라 추가 또는 생략이 가능합니다.

3. 약제비 계산서 및 영수증

<table>
<tr><td colspan="4">약제비 계산서 · 영수증</td></tr>
<tr><td colspan="2">영수증 번호(연월 - 일련번호)</td><td colspan="2"></td></tr>
<tr><td>환자성명</td><td>조제일자</td><td>투약일수</td><td>야간(공휴일) 조제</td></tr>
<tr><td></td><td></td><td></td><td>□야간 □공휴일</td></tr>
<tr><td colspan="2">항 목</td><td colspan="2">금 액</td></tr>
<tr><td colspan="2">약제비 총액(①+②+③)</td><td></td><td></td></tr>
<tr><td colspan="2">본인부담금①</td><td></td><td></td></tr>
<tr><td colspan="2">보험자부담금②</td><td></td><td></td></tr>
<tr><td colspan="2">비급여 및 전액본인부담③</td><td></td><td></td></tr>
<tr><td colspan="2">총수납금액(①+③)</td><td></td><td></td></tr>
<tr><td>사업자등록번호</td><td></td><td>상호</td><td></td></tr>
<tr><td>사업장소재지</td><td></td><td>성명</td><td></td></tr>
<tr><td colspan="4">년 월 일</td></tr>
<tr><td colspan="4">※ 이 계산서 · 영수증은 소득세법상 의료비 공제신청에 사용할 수 있습니다.
※ 이 계산서 · 영수증에 대한 세부내역을 요구할 수 있습니다.
※ 전액본인부담이란 국민건강보험법 시행규칙 별표5의 규정에 의한 요양급여 비용의 본인전액부담 항목 비용을 말합니다.</td></tr>
</table>

4. 간이 외래진료비 계산서 및 영수증

<table>
<tr><td colspan="4">간이 외래진료비 계산서 · 영수증</td></tr>
<tr><td colspan="2">환자성명</td><td>진료일자</td><td>야간(공휴일) 진료</td></tr>
<tr><td colspan="2"></td><td></td><td>□야간 □공휴일</td></tr>
<tr><td colspan="2">항 목</td><td colspan="2">금 액</td></tr>
<tr><td colspan="2">본인부담금①</td><td colspan="2"></td></tr>
<tr><td colspan="2">비급여②</td><td colspan="2"></td></tr>
<tr><td colspan="2">보험자부담금③</td><td colspan="2"></td></tr>
<tr><td colspan="2">총수납금액(①+②)</td><td colspan="2"></td></tr>
<tr><td>사업자등록번호</td><td></td><td>상호</td><td></td></tr>
<tr><td>사업장소재지</td><td></td><td>성명</td><td></td></tr>
<tr><td colspan="4">년 월 일</td></tr>
<tr><td colspan="4">※ 이 계산서 · 영수증은 소득세법상 의료비 공제신청에 사용할 수 있습니다.
※ 이 계산서 · 영수증에 대한 세부내역을 요구할 수 있습니다.</td></tr>
<tr><td colspan="4">주: 이 계산서 · 영수증은 요양기관 중 종합병원 · 병원 · 치과병원 · 한방병원 및 요양병원을 제외한 요양기관이 외래진료를 한 경우에 한하여 수기용으로 사용하는 간이계산서입니다.</td></tr>
</table>

5. 진료비 납입 확인서

<table>
<tr><td colspan="6">진료비(약제비) 납입 확인서</td></tr>
<tr><td>환자성명</td><td colspan="2"></td><td>주민등록번호</td><td colspan="2"></td></tr>
<tr><td rowspan="2">진료 · 조제일자
(진료기간)</td><td rowspan="2">구분
(입원, 외래)</td><td colspan="3">진료비(약제비) 내역</td><td rowspan="2">소득공제 대상액</td></tr>
<tr><td>총액</td><td>보험자 부담액</td><td>환자 부담액</td></tr>
<tr><td></td><td></td><td></td><td></td><td></td><td></td></tr>
<tr><td>계</td><td></td><td></td><td></td><td></td><td></td></tr>
<tr><td>사업자등록번호</td><td colspan="2"></td><td>상호</td><td colspan="2"></td></tr>
<tr><td>사업장소재지</td><td colspan="2"></td><td>성명</td><td colspan="2"></td></tr>
<tr><td colspan="6">년 월 일</td></tr>
<tr><td colspan="6">※ 이 납입확인서는 소득세법상 의료비 공제신청에 사용할 수 있습니다.</td></tr>
<tr><td colspan="6">주: 소득세법 시행령 제110조 제2항에 따라 환자부담액 중 미용 · 성형수술을 위한 비용 및 건강증진을 위한 의약품 구입비용은 소득공제 대상액에 포함되지 않습니다.</td></tr>
</table>

VII. 리플릿 번역

1. 건강검진
2. 뇌혈관, 척추
3. 한방의원
4. PET-CT
5. 치과

1. 건강검진

"건강하고 아름다운 사회건설" 이는 ○○병원이 추구하는 사회입니다. 양/한방협진을 통한 제3 의학 창조를 목표로 꾸준히 노력해 온 ○○병원에서는 많은 분들의 성원에 힘입어 양/한방 협진에 의한 종합건강진단센터를 개설하여 운영하고 있습니다.

전문 인력과 최첨단 의료장비를 갖춘 양/한방 종합검진센터에서는 양방건강진단은 물론 과학화되고 체계적인 방법으로 한방건강진단까지 실시하므로 정확한 건강진단 결과를 얻을 수 있으며 각종 질병을 조기에 발견 치유할 수 있습니다.

저희 건강진단센터에서는 한방 특유의 사상측정법을 통하여 검진자의 체질을 분류하여 적절한 처방 및 개인별 체질에 맞는 건강지도를 해드리고 있습니다.

노력을 기울이고 있는 저희 ○○병원 양/한방 협진 종합건강진단센터에서 당신의 건강한 삶을 지켜 나가시기 바랍니다.

〈종합건강검진프로그램 안내〉

- 종합검진: 신체계측, 체지방분석 및 비만도 측정, 안과검사, 청력검사, 호흡기, 순환기검사, 혈액검사, 소변검사, 대변잠혈반응검사, 복부초음파, 소화기검사, 한방전자맥진검사
- 선택정밀검사 – 폐정밀: 폐기능검사, 흉부 CT, 객담검사
  - 뇌정밀: 호모시스테인
  - 여성정밀: 골밀도검사, 자궁암검진, 질초음파, 유방초음파, 유방촬영, 호르몬검사, 난소암
  - 소화기: 암지표검사, 대장내시경, 복부 CT
  - 심장정밀: 심장초음파, 호모시스테인

〈주요 단어〉

한국어	日本語	한국어	日本語
건강검진	健康検診/健康診断	체계적	体系的
사회건설	社会建設	실시	実施
추구	追求	정확	正確
협진	協診	결과	結果
창조	創造	질병	疾病
목표	目標	조기발견	早期発見
꾸준히	誠実に	치유	治癒
노력	努力	특유	特有
성원	声援	사상측정법	四象測定法
종합건강진단센터	総合健康診断 センター	체질분류	体質分類
개설	開設	적절한 처방	適切な処方
운영	運営	개인별	個人別
전문 인력	専門人材	건강지도	健康指導
최첨단	最先端	프로그램	プログラム
의료장비	医療装備	신체계측	身体計測
과학화	科学化	체지방분석	体脂肪分析

한국어	日本語	한국어	日本語
비만도 측정	肥満度測定	뇌정밀	脳精密
안과검사	眼科検査	호모시스테인	ホモシステイン
청력검사	聴力検査	여성정밀	女性精密
호흡기	呼吸器	골밀도검사	骨密度検査
순환기검사	循環器検査	자궁암검진	子宮癌検査
혈액검사	血液検査	질초음파	膣超音波
소변검사	尿検査	유방초음파	乳房超音波
대변잠혈반응검사	便潜血反応検査	유방촬영	乳房撮影、マンモグラフィー
복부초음파	腹部超音波	호르몬	ホルモン
소화기검사	消化器検査	난소암	卵巣癌
한방전자맥진검사	韓方電子脈診検査	암지표검사	腫瘍マーカー検査
선택정밀	選択精密	대장내시경	大腸内視鏡
폐정밀	肺精密	복부CT	腹部CT
폐기능검사	肺機能検査	심장정밀	心臓精密
흉부CT	胸部CT	심장초음파	心臓超音波
객담검사	喀痰検査		

2. 뇌혈관, 척추

1) 일반검사

뇌혈관, 척추 센터 내의 재활의학과에서 하는 검사의 종류는 환자의 상태에 따라 다음과 같습니다.

(1) 신경학적 검사: 신경학적 결손에 의한 이상 유무를 알 수 있습니다.
(2) 관절 가동 영역 검사: 관절 가동 영역의 제한 및 구축의 정도를 알 수 있습니다.
(3) 근력 검사: 마비근육 및 잔존근육의 근력의 정도를 파악하기 위해 필요합니다.
(4) 기능적 척도: 기능적 일상생활 동작 제한의 정도 및 추이를 알 수 있습니다.
(5) 측만증 검사: 성인 및 청소년 측만증에 대한 검사입니다.
(6) 수지부 기능 검사: 손 및 수지부 미세동작에 대한 검사입니다.
(7) 치매 검사: 인지 장애를 알기 위한 검사입니다.
(8) 족경 검사: 체중부하 상태에서의 족저의 모양세, 발바닥 아치의 변형 및 발뒤꿈치축의 정렬 상태를 보는 검사입니다.
(9) 연하장애 검사: 다양한 방법의 삼킴 기능검사로 삼킴 장애의 원인을 파악합니다.

2) 특수 검사 · 근전도

뇌손상인 경우는 동반된 척수 신경근 손상 여부를 알기 위해 필요하고, 척수 손상 및 말초신경 손상인 경우는 신경 손상의 부위, 정도, 회복 유무, 그리고 예후 판정을 위하여 반드시 필요한 검사입니다.

(1) 신경전도 검사: 말초신경의 잠시, 크기, 신경 전달 속도를 컴퓨터를 통해 정량화하여 비정상 여부를 확인하는 검사입니다.

(2) 침 근전도 검사: 침 전극을 근육 내에 삽입하여 근육 내의 비정상 파형 활동을 포착, 척수 신경근 그리고 신경 및 근육의 손상 정도, 재생 여부 및 신경변화의 추이를 알 수 있는 검사입니다.

해당 질환은 다음과 같습니다.
① 팔/다리 저림증, 이상감각, 근 마비

② 수족 저림증

③ 안면 신경마비

④ 신경-근 접합부 질환

⑤ 근육병

3) 재활치료

일반적 검사 및 근전도 검사를 통해 장애상태에 대한 진단 및 치료계획을 세우게 됩니다. 그 이유는 중추 신경계를 중심으로 한 단계적이고 다양한 구심성 및 원심성 자극은 환자의 자세 조절기능과 마비측 운동 조절기능의 회복 및 향상에 있어서 많은 도움이 되기 때문입니다.

(1) 급성기: 뇌 손상 및 척추 손상 후에는 수술이나 시술 등의 도움으로 손상부위를 치료한 후,

(2) 아급성기부터는 관절이 굳거나 근력 약화, 심폐기능의 감소, 이로 인한 몸 안의 호르몬의 비활성화로 회복기에 미치는 부정적 영향을 최대한 감소시키고 합병증을 예방하기 위하여 협진-재활치료를 시작합니다.

(3) 장기적 및 만성적으로는 환자가 일상생활 동작을 가능한 독립적으로 수행하고 자립할 수 있도록 하는 데 재활의료의 의의가 있다고 하겠습니다.

〈주요 단어〉

한국어	日本語	한국어	日本語
뇌혈관	脳血管	척도	尺度
척추	脊椎	일상생활	日常生活
재활의학과	リハビリ医学科	추이	推移
신경학적	神経学的	측만증	側弯症
결손	欠損	성인	成人
관절가동영역	関節可動領域	청소년	青少年
제한	制限	수지부	手指部
및	及び	미세동작	微細動作
구축	構築	치매	認知症
정도	程度	인지장애	認知障害
근력	筋力	족경	足経
마비근육	麻痺筋肉	체중부하	体重負荷
잔존근육	残存筋肉	족저	足底
파악	把握	발바닥	足の裏
필요	必要	아치	アーチ
기능적	機能的	변형	変形
발뒤꿈치축	かかと	예후	予後
정렬상태	整列状態	잠시	暫時
연하장애	嚥下障害	전달	伝達
삼킴	飲み込み	속도	スピード、速度
장애	障害	정량화	定量化
원인	原因	비정상	異常、非正常
근전도	筋電図	침	針
뇌손상	脳損傷	전극	電極

한국어	日本語	한국어	日本語
동반	同伴	삽입	挿入
척수	脊髄	파형활동	波形活動
신경근	神経筋	포착하다	把握する
손상	損傷	재생	再生
말초신경	末梢神経	해당	該当
부위	部位	저림증	痺れ
회복	回復	이상감각	異常感覚
안면	顔面	수족	手足
접합부	接合部	굳다	かたくなる
재활치료	リハビリ	근력약화	筋力弱化
치료계획	治療計画	심폐기능	心肺機能
중추신경계	中枢神経系	감소	減少
단계적	段階的	호르몬	ホルモン
구심성	求心性	부정적	否定的
원심성	遠心性	합병증	合併症
조절기능	調節機能	예방	予防
향상	向上	장기적	長期的
급성기	急性期	만성적	慢性的
시술	施術	독립적	独立的
아급성기	亜急性期	수행	遂行
관찰	観察	자립	自立
		의의	意義

3. 한방의원

한방의원 진료안내

1) 중풍 클리닉

스트레스, 음식 부조절, 음주와 과로 등의 원인으로 음양이 실조되고 장부의 기가 편향되어 기혈이 착란된 원인으로 의식장애, 운동장애, 언어장애 등의 증상이 갑자기 나타나는 양상을 중풍이라 이름합니다. 이는 그 전조증을 관찰하여 예방에 힘씀이 최선책이며, 이미 발생한 후에는 그 후유증을 최소화하고 재발방지에 힘써야 합니다.

2) 대사증후군 클리닉

대사증후군이란 '인슐린저항증후군(IRS)'과 동일한 의미로 고혈압과 복부비만, 고지혈증, 당뇨, 응고장애 등 심혈관질환의 위험요인이 동시다발적으로 발생하는 현상을 말합니다. 최근 급증하고 있는 각종 생활습관병(성인병)은 하나의 질환군으로 볼 수 있는데, 이런 대사증후군이 무서운 이유는 국내 사망 1위 질병인 뇌졸중, 심장질환, 당뇨병을 유발하여 그 합병증으로 사망에 이르게 되기 때문입니다. 이를 조기에 발견하여 적극적으로 관리한다면 질병에 걸리지 않고 보다 나은 삶의 질을 누릴 수 있을 것입니다.

3) 비만클리닉

이상적인 체중이라는 것은 미적인 이유와 더불어 고혈압, 당뇨, 심장병, 관절염 등의 성인병과 그 합병증 예방을 위하여 반드시 필요한 것으로서 현대인이 지향하는 무병장수의 필수요건입니다. 한방 환약과 탕약, 전기분해침, 전동부항에 의한 경혈자극, 이침 등으로 차별화된 비만치료를 시행합니다.

4) 성장클리닉

성장이란 단순히 키에 국한되는 것이 아니라 인생을 살아가는 밑거름을 쌓는 것입니다. 성인이 되어서도 유지될 수 있는 건강과 체력의 기초가 성장기에 형성되기 때문입니다. 키

크는 방법은 운동, 영양, 지속적 관심이 일체가 되었을 때 최고의 효과를 이루게 되며 교육과 더불어 100년 대계를 형성하는 것입니다.

5) 부인과클리닉

(1) 불임

현대 사회는 스트레스와 각종 환경문제로 인하여 불임부부가 급격히 늘어나고 있습니다. 하지만 불임은 원인을 찾을 수 없는 경우도 많으며 이런 경우 한방치료를 통한 치료율이 높습니다. 한방적 변증을 통해 신체의 불균형 상태를 바로잡으며 자연임신의 가능성을 충분히 높일 수 있습니다. 불임치료는 부부치료가 바람직하며, 서로 사랑과 이해를 통해 꾸준한 노력이 필요합니다.

(2) 산후조리

출산 후 산후조리가 안 되었을 경우 관절통, 어지럼증, 식은땀이 나는 증상 등의 산후풍이 평생을 두고 여성들을 괴롭히게 됩니다.

모유수유를 할 경우 태아를 위해서도 건강한 엄마가 필요하므로 산후 몸 상태 정상화를 위하여 한방치료를 권해 드립니다.

6) 코 클리닉

(1) 알레르기성 비염

알레르기성 비염은 체질상 폐장의 기운을 약하게 타고 나거나 내부적인 에너지가 부족한 사람들에게 나타납니다. 오래 지속되면 기도에 염증을 유발하며, 심장에 부담을 줄 수 있고, 정신 피로감, 집중력 저하 및 성장 부진 등 성장기 어린이의 육체적, 정신적인 성장발달에 큰 문제를 초래할 수 있으므로 적절한 치료가 필요합니다.

(2) 축농증

축농증은 콧물이 누렇게 흐르는 증상으로 한의학에서는 비연(鼻淵)이라고 합니다. 원인은 나쁜 기운과 열이 폐로 침범해 풀어지지 않기 때문인데 재발을 잘하며 치료를 안 하고 방치할 경우 항상 정신이 멍하여 정상생활에 지장을 초래하게 됨으로 정확한 변증을 통한 치료가 필요합니다.

7) 한방검진

- 경락기능검사(MERIDIAN)

질병이 발현하기 전 인체 내부 장기에서 선행하여 발생하는 에너지 상태의 변조를 측정하여 인체 생리상태의 변화를 조기검진하는 한방 진단기입니다.

〈주요 단어〉

한국어	日本語	한국어	日本語
한방의원	韓方医学	언어장애	言語障害
중풍	中風	양상	様相
클리닉	クリニック	전조증	前兆症状
스트레스	ストレス	예방	予防
음주	飲酒	최선책	最善策
과로	過労	발생	発生
음양	陰陽	후유증	後遺症
실조	失調	최소화	最小化
장부	臓部	재발방지	再発防止
기	気	대사증후군	代謝症候群、 メタボリック症候群
편향	偏向	인슐린저항증후군	インスリン抵抗症候群
기혈	気血	고혈압	高血圧
착란	錯乱	복부비만	腹部肥満
의식장애	意識障害	고지혈증	高止血症
운동장애	運動障害	당뇨	糖尿
응고장애	凝固障害	미적	美的
심혈관	心血管	관절염	関節炎
동시다발적	同時多発的	현대인	現代人
현상	現象	지향하다	目指す

한국어	日本語	한국어	日本語
급증	急増	무병장수	無病長寿
생활습관병	生活習慣病	필수요건	必須条件
성인병	成人病	환약	丸薬
뇌졸증	脳卒中	탕약	湯薬
심장질환	心臓疾患	전기분해	電気分解
당뇨병	糖尿病	전동부항	電動附缸
합병증	合併症	경혈자극	経穴刺激
사망	脂肪	이침	耳針
적극적	積極的	차별화	差別化
비만	肥満	성장	成長
이상적	理想的	밑거름	土台、こやし
체력	体力	어지럼증	めまい
형성	形成	식은땀	冷や汗
영양	栄養	평생	一生
지속적	持続的	모유수유	母乳授乳
일체	一体	태아	胎児
효과	効果	정상화	正常化
100년 대계	百年の計	코	鼻

한국어	日本語	한국어	日本語
부인과	婦人科	알레르기성비염	アレルギー性鼻炎
불임	不妊	폐장	肺臓
환경문제	環境問題	기운	気
변증	弁証	에너지	エネルギー
불균형	アンバランス	기도	気道
자연임신	自然妊娠	염증	炎症
산후조리	産後の肥立ち	유발	誘発
관절통	関節痛	재발	再発
내부적	内部的	방치	防止
정신피로감	精神的な疲れ	정신이 멍하다	ボーっとする
집중력저하	集中力低下	정상생활	正常生活
성장부진	成長不振	지장	支障
육체적	肉体的	한방검진	韓方検診
정신적	精神的	경락기능검사	経絡機能検査
성장발달	成長発達	발현	発症
축농증	蓄膿症	선행	先行
콧물	鼻水	변조	変調
열	熱	측정	測定
침범	侵す		

4. PET-CT

○○병원이 핵의학 최첨단 기기인 PET-CT를 도입하였습니다. 임상에서 가장 많이 PET를 이용하고 있는 분야는 암질환의 조기진단, 치료효과 판정, 재발의 발견 등입니다.

특히 2006년 6월부터는 대부분의 암질환과 일부 심장 및 뇌신경질환에서 의료보험이 적용되고 있으며, 이로써 질병의 조기진단을 통한 국민건강의 향상에 더욱 이바지하게 되었습니다.

○○병원이 도입한 기기는 그중에서도 다중 슬라이스 CT촬영이 가능한 최첨단 기기입니다. ○○병원은 핵의학 PET-CT의 도입으로 첨단 의료서비스를 제공하여 환자 진료에 최선을 다할 것입니다.

1) PET-CT

PET는 우리 몸의 신진대사에 이용되는 포도당 같은 물질과 양전자를 방출하는 방사성 동위원소를 결합시킨 약물을 주사하여 전신의 대사과정을 촬영하는 검사로 몸에 이상이 생길 경우 구조적인 변화보다 앞서 발생하는 대사활동의 이상을 알아 내는 검사이며 여기에 몸의 구조적 이상 유무를 검사하는 CT의 장점을 결합한 최첨단 장비입니다.

2) PET-CT 검사의 장점

암질환

(1) 조기 진단: PET는 생화학적 변화를 영상화할 수 있기 때문에 종양의 형태학적인 변화가 일어나기 이전에 진단을 내릴 수 있게 해줍니다. 또한 양성종양과 악성종양을 미리 구분해 불필요한 수술 등을 미리 방지할 수 있습니다.

(2) 병기 결정: PET는 암질환에서 암세포가 어느 정도 퍼져 있는지에 대한 병기를 정확하게 파악할 수 있게 해줍니다. 특히 전신 영상을 얻기 때문에 다른 부위의 전이 여부를 미리 파악할 수 있어 가장 좋은 치료 방침을 결정하는 데 많은 도움을 줍니다.

(3) 재발 발견: 암을 수술로 제거한 뒤 주기적으로 PET촬영을 함으로써 재발이 일어나는지를 빨리 발견할 수 있게 도와줍니다.

(4) 항암치료 효과 판정: 항암치료 전후에 PET를 시행함으로써 치료 효과를 효율적으로 판정할 수 있습니다. 이는 치료 시 암의 형태적인 변화가 일어나기 전에 암세포의 생화학적 이상이 먼저 정상화되기 때문입니다.

〈주요 단어〉

한국어	日本語	한국어	日本語
핵의학	核医学	이바지하다	貢献する
최첨단	最先端	다중슬라이스CT	多重スライスCT
임상	臨床	도입	導入
암질환	癌疾患	의료서비스	医療サービス
조기진단	早期診断	최선을 다하다	最善を尽くす
치료효과	治療効果	신진대사	新陳代謝
판정	判定	포도당	ブドウ糖
재발	再発	물질	物質
심장	心臓	양전자	陽電子
뇌신경질환	脳神経疾患	방출	放出
의료보험	医療保険	방사성동위원소	放射性同位元素
적용	適用	결합	結合
질병	疾病	약물	薬物
국민건강	国民健康	주사	注射
향상	向上	대사과정	代謝過程
촬영	撮影	방지	防止
이상	異常	병기결정	病期決定
구조적	構造的	암세포	癌細胞
장점	強み、長所	부위	部位
생화학적	生化学的	전이	転移
영상화	映像化	파악	把握
형태학적	形態学的	치료방침	治療方針
진단	診断	제거	除去
양성종양	陽性腫瘍	주기적	周期的
악성종양	悪性腫瘍	항암치료	抗癌治療
불필요	不必要、必要のない	효율적	効率的
수술	手術	정상화	正常化

5. 치과

1) 치아 구조

바깥에서 보면, 치아는 단지 단단한 물질로만 되어 있는 것처럼 보입니다. 그러나 단면도를 보면 특수화된 복잡한 구조물이라는 것을 알 수 있습니다.

(1) **법랑질**: 치아를 덮고 있는 반짝이면서 단단한 조직으로 인체에서 가장 튼튼한 조직입니다. 씹거나 깨물거나, 이를 갈거나 하는 경우에 턱에 가해지는 힘은 약 60~70kg 정도가 된다고 합니다. 그 정도의 힘이 법랑질에 가해집니다.

(2) **상아질**: 치아의 대부분을 구성하는 조직입니다. 상아질은 만져 보면 딱딱하고 견고하지만, 현미경으로 보면 미세한 구멍이 많은 조직입니다. 타액 속에 존재하는 충치를 유발하는 세균으로부터 보호하기 위해 상아질은 반드시 법랑질이나 인공치관으로 덮여야 합니다.

(3) **치수**: 혈관과 신경을 포함하는 부드러운 조직입니다. 치수는 치아가 성장/발육하는 시기에 영양을 치아에 공급합니다. 치아가 성숙되면, 치수 기능은 감각기능의 하나가 됩니다. 성숙된 치아는 치수가 없어도 큰 문제가 없습니다. 만약 치수조직에 손상이 있을 경우, 치과의사는 근간(신경)치료를 합니다.

(4) **치조골**: 치아의 치근은 치조골에 고정되어 있습니다. 건강한 치아는 치조골을 자극하여 건강한 상태를 유지합니다.

(5) **치주인대**: 아이들이 좋아하는 목마를 뼈대로 연결해 주는 스프링처럼, 치아를 연결시키는 역할을 합니다. 치주인대는 씹거나 깨무는 등의 자극에 대하여 치아와 치주골 사이에서 쿠션 역할을 합니다.

(6) **잇몸**: 치은이라고도 합니다. 잇몸은 치경부 주위를 둘러싸는 조직입니다. 식사 후에 칫솔질을 하고, 하루에 한 번 정도 치실을 사용하면, 이 잇몸을 건강하게 유지할 수 있습니다. 잇몸질환은 뼈의 손실을 가져오기 때문에 이것은 매우 중요합니다. 잇몸질환은 또한 치근을 노출시켜 치아를 썩게 할 수 있습니다.

〈주요 단어〉

한국어	日本語	한국어	日本語
단단한 물질	かた ぶっしつ 硬い物質	치근단공	しこんしょうこう 歯根小孔
단면도	だんめんず 断面図	치조골	しそうこつ 歯槽骨
특수화	とくしゅか 特殊化	덮다	おお 覆う
복잡	ふくざつ 複雑	광택	こうたく 光沢
치관	しかん 歯冠	씹다	か 噛む
치근	しこん 歯根	깨물다	か くだ 噛み砕く
법랑질	しつ エナメル質	이를 갈다	は 歯ぎしりする
치은	しにく は 歯肉、歯ぐき	만지다	さわ 触る
상아질	ぞうげしつ 象牙質	현미경	けんびきょう 顕微鏡
치수강	しずいこう 歯髄腔	미세	びさい 微細
치수	しずい 歯髄	타액	だえき 唾液
치주인대	ししゅうじんたい 歯周靭帯	충치	むしば 虫歯
부근관	ふくこんかん 副根管	유발	ゆうはつ 誘発

한국어	日本語	한국어	日本語
세균	さいきん 細菌	자극	しげき 刺激
인공치관	じんこうしかん 人工歯冠	목마	メリーゴーランド
혈관	けっかん 血管	토대	どだい 土台
신경	しんけい 神経	스프링	スプリング
연조직	なんそしき 軟組織	쿠션	クッション
발육	はついく 発育	치경부	しけいぶ 歯頸部
영양	えいよう 栄養	둘러싸다	かこ 囲む
공급	きょうきゅう 供給	칫솔질	はみが 歯磨き
성숙	せいじゅく 成熟	치실	デンタルフロス
감각기능	かんかくきのう 感覚機能	질환	しっかん 疾患
근간치료	こんかんちりょう 根幹治療	손실을 가져오다	そんしつ 損失をもたらす
건강한 치아	けんこう　は 健康な歯	가능성	かのうせい 可能性
		노출	ろしゅつ 露出

2) 임플란트

임플란트는 인공치아 또는 제3의 치아라고도 불립니다.

치아의 결손이 있는 부위나 치아를 뽑은 자리에 인체에 적합한 임플란트 본체를 심어서 자연치의 기능을 회복시켜 주는 치과치료술식입니다. 정상적인 기능이 유지되고 있는 턱뼈와 식립된 임플란트 본체 표면이 뼈유착이 이루어진 후 임플란트보철을 장착하게 됩니다.

임플란트 치료과정은 크게 수술 전 검사, 1차 수술, 2차 수술, 보철물 장착, 유지관리의 단계로 나눌 수 있습니다. 1차 수술로 잇몸 속 턱뼈에 들어간 임플란트는 뼈 조직이 그 주위에 달라붙어 치유/고정되는 기간이 필요합니다. 이 기간은 정상적인 경우 아래턱이 3～4개월, 위턱이 5～6개월 정도 걸립니다. 하지만 이 기간은 환자분의 몸 상태나 뼈 상태에 따라 달라집니다. 이 기간이 지나면 잇몸을 열고 이를 해 넣기 위해 잇몸 밖으로 기둥을 연결하는 2차 수술을 합니다. 2차 수술은 경우에 따라 생략되는 경우도 있고 임플란트의 조건에 따라서는 없는 경우도 있습니다.

심미성이 강조되는 앞니는 발치와 동시에 임시 수복물을 장착할 수도 있어 일상생활에 지장을 주지는 않습니다.

〈주요 단어〉

한국어	日本語	한국어	日本語
임플란트	インプラント	치과치료술식	しかちりょうじゅつしき 歯科治療術式
인공의치	じんこうぎし 人工義歯	정상	せいじょう 正常
결손	けっそん 欠損	턱	あご 顎
부위	ぶい 部位	뼈	ほね 骨
이를 뽑다	は ぬ 歯を抜く	식립	しょくりつ 植立
본체	ほんたい 本体	뼈유착	ほねゆちゃく 骨癒着
심다	う こ 埋め込む	보철	ほてつ 補綴
자연치	しぜんし 自然歯	수술전검사	しゅじゅつまえけんさ 手術前検査
기능	きのう 機能	장착	そうちゃく 装着
회복	かいふく 回復	유지관리	いじかんり 維持管理
잇몸	はぐき 歯茎	생략	しょうりゃく 省略
뼈조직	ほねそしき 骨組織	조건	じょうけん 条件
치유	ちゆ 治癒	심미성	しんびせい 審美性
아래턱	したあご 下顎	강조	きょうちょう 強調
위턱	うわあご 上顎	앞니	まえば 前歯
바깥쪽	そとがわ 外側	발치	ばっし 抜歯
기둥	はしら 柱	임시수복물	りんじしゅうふくぶつ 臨時修復物
연결	れんけつ 連結	일상생활에 지장을 가져오다	にちじょうせいかつししょう 日常生活に支障をきたす

3) 치아미백

전문가에 의한 미백이란 치아를 하얗게 만들어 주는 미백제를 사용하여 치아에 손상을 주지 않고 치아를 희고 밝게 만들거나, 변색되거나 색소가 침착된 치아를 원래의 색으로 회복시켜 주는 치료입니다. 치아미백을 통해 밝게 빛나는 미소를 되찾을 수 있고 또한 대인관계에 있어서도 좋은 관계를 구축할 수 있습니다.

미백치료는 다음과 같은 방법으로 행해집니다.

(1) 먼저 치아에 붙어 있는 플라그나 이물질을 제거하여 깨끗이 세척합니다.

(2) 세척 후 치아표면을 충분히 건조시킵니다.

(3) 고농도 미백제를 치아에 바른 후 30분~1시간가량 기다립니다.
(이때 반응을 촉진시키기 위해 레이저를 이용합니다.)

치아 미백에는 다양한 종류의 산화화합물이 표백제로 사용됩니다. 대표적 물질에는 과산화수소와 과붕산나트륨이 있습니다. 이러한 물질이 물과 결합됨으로써 발생기산소가 발생되어 치아의 미세한 구멍으로 들어가 변색을 가져오는 원인물질을 산화시켜 눈에 보이지 않는 작은 물질로 분해시킴으로써 표백작용을 일으킵니다.

환자에 따라 화이트닝 치료효과의 지속기간에는 차이가 있습니다만 일반적으로 1~3년 정도가 지나면 재치료가 필요하다는 보고가 있습니다. 담배와 커피 등 변색을 유발하는 물질을 피하면 효과는 보다 오래 지속됩니다. 그러나 다시 변색된 경우에도 초기 상태로 돌아가지는 않으며 재내원하여 치료를 받으면 다시 하얀 치아를 되찾을 수 있습니다.

흔히 치아미백치료를 받으면 치아가 약해진다고 오해하는 경우가 있습니다만 미백치료는 치아를 깎거나 재료를 덧붙이는 등의 방법을 사용하지 않습니다. 또한 안정성이 이미 입증된 약제만을 사용합니다. 그러므로 치과의사의 지시에 따른다면 매우 안전한 술식이라고 할 수 있습니다.

〈주요 단어〉

한국어	日本語	한국어	日本語
치아미백	ホワイトニング	제거하다	と のぞ 取り除く
손상을 주다	そんしょう あた 損傷を与える	세정	せんじょう 洗浄
빛나다	かが 輝く	건조	かんそう 乾燥
변색	へんしょく 変色	고농도	こうのうど 高濃度
색소침착	しきそちんちゃく 色素沈着	도포	とふ 塗布
미소	ほほえみ 微笑	촉진	そくしん 促進
되찾다	と もど 取り戻す	산화화합물	さんかかごうぶつ 酸化化合物
대인관계	たいじんかんけい 対人関係	표백제	ひょうはくざい 漂白剤
좋은 관계를 구축하다	よ かんけい きづ 良い関係を築く	물질	ぶっしつ 物質
부착	ふちゃく 付着	과산화수소	かさんかすいそ 過酸化水素
플라그	プラーク	과붕산나트륨	か さん 過ホウ酸ナトリウム

한국어	日本語	한국어	日本語
이물질	いぶつ 異物	결합	けつごう 結合
발생기산소	はっせいきさんそ 発生期酸素	오해	ごかい 誤解
미세	びさい 微細	깎다	けず 削る
구멍	あな 孔	부착하다, 덧붙이다	は つ 貼り付ける
분해	ぶんかい 分解	안정성	あんていせい 安定性
지속기간	じぞくきかん 持続期間	입증	りっしょう 立証
재치료	さいちりょう 再治療	약제	やくざい 薬剤
담배	たばこ 煙草	지시	しじ 指示
유발	ゆうはつ 誘発	술식	じゅつしき 術式

VIII. 신체 관련 관용적 표현

1. 머리
2. 얼굴
3. 눈
4. 입
5. 목
6. 어깨
7. 팔
8. 손/손가락
9. 가슴
10. 배
11. 다리

1. 머리

頭が上がらない
〈意味〉 相手に借りや負い目があって対等につきあえない。
〈使い方〉 昔から兄には頭が上がらない。

頭が痛い
〈意味〉 心配事などがあり苦しみ悩む様子。
〈使い方〉 仕事がうまく進まず、頭が痛い。

頭が重い
〈意味〉 心配事などのため気が重い。
〈使い方〉 結婚適齢期を過ぎた娘のことを考えると、頭が重くなる。

頭が固い
〈意味〉 自分の考えにばかり固執して融通がきかないこと。
〈使い方〉 彼は頭が固くて、会社の同僚との折り合いが良くないそうだ。

頭が下がる
〈意味〉 敬服、感服すること。
〈使い方〉 彼のたゆまぬ努力には頭が下がる。

頭から水を浴びたよう
〈意味〉 予想できなかった恐ろしい出来事い会ってしまい、ぞっとすること。
〈使い方〉 一人でホラー映画を見ていたのが、突然出てきた幽霊に頭から水を浴びたようになってしまった。

2. 얼굴

顔が広い
〈意味〉 交際範囲が広くて知り合いが多いこと。
〈使い方〉 姉はとても顔が広い。どこに行っても知り合いに出会ってしまう。

顔から火がでる
〈意味〉 大変恥ずかしくて、顔が赤くなること。
〈使い方〉 階段を2段飛びした拍子に転んでしまい、顔から火がでるほど恥ずかった。

顔に泥をぬる
〈意味〉 恥をかかせたり、面目を失わせる。
〈使い方〉 学校の代表に推薦してくれた担任先生の顔に泥をぬらないよう、雄弁大会で優勝するよう頑張るつもりだ。

顔を立てる
〈意味〉 その人の面目を失わせないようにすること。
〈使い方〉 ホテルのサービスが気に入らず一言文句を言おうかと思ったが、紹介してくれた先輩の顔を立てて、我慢することにした。

顔が売れる
〈意味〉 広く知られること。
〈使い方〉 あの芸人は最近テレビで顔が売れている。

顔が揃う
〈意味〉 出席するはずの人がみんな集まる。
〈使い方〉 顔が揃ったようなので、早速会議を始めよう。

3. 눈

目もくれない
〈意味〉 全く関心を持たない、見向きもしないこと。
〈使い方〉 最近は食生活のためか太った子が多いが、うちの子も野菜などには目もくれない。

目も当てられない
〈意味〉 あまりにひどい状態でみていられない。
〈使い方〉 外国で起きた大地震は目も当てられないほどの大惨事だった。

目に入れても痛くない
〈意味〉 かわいくてたまらない様子。
〈使い方〉 初孫は可愛くて、目に入れても痛くない。

目の上のこぶ
〈意味〉 気のさわるものや邪魔なもの。
〈使い方〉 一等を狙っている山田君にとって、佐藤君は目の上のこぶだ。

目の色を変える
〈意味〉 目つきをかえる。怒りや驚きなどの感情をあらわす。
〈使い方〉 今度のテストで100点をとったらほしいものを買ってやるといったら、息子は目の色を変えて頑張って勉強するようになった。

目と鼻の先
〈意味〉 目と鼻の距離ほどに近いこと。
〈使い方〉 山田君は目と鼻の先に住んでいるのに、いつも学校に遅刻する。

目尻をさげる

〈意味〉
非常に満足そうな顔つきをする。

〈使い方〉
孫が生まれてからというもの、父はいつも孫の顔を見ながら目尻をさげている。

目くじらを立てる

〈意味〉
目をつりあげて他人の欠点を探したり、あらさがしをする。

〈使い方〉
子供の悪さにいちいち目くじらを立ててはいられない。

目がない

〈意味〉
夢中になって分別を失うほど好きだ。

〈使い方〉
甘いものに目がない山田君の鞄の中にはいつもチョコレートが入っている。

4. 입

口が軽い
〈意味〉 秘密などを簡単にこうがいすること。
〈使い方〉 誰にも話すなとあれだけ言ったのに、もう他の人に知れ渡っているなんて、あの人は口の軽い人だ。

口が酸っぱくなる
〈意味〉 同じことを何度も繰り返し言うこと。
〈使い方〉 うちの子は、駐車場では足ってはいけないと口が酸っぱくなるほど注意しても、言うことを聞かない。

口が減らない
〈意味〉 言いこめられても、あれこれと負け惜しみなどを言う。
〈使い方〉 親に叱られても口が減らない子供が、最近増えているらしい。

口を滑らす

〈意味〉
言ってはいけないことをうっかり言っていしまう。

〈使い方〉
二次会ですっかり酔ってしまい、会社の秘密をうっかり口を滑らすところだった。

口を出す

〈意味〉
分に合わず意見を言う。

〈使い方〉
子供の喧嘩に親が口を出すのはみっともない。

口をそろえる

〈意味〉
多くの人が同じことを言う。

〈使い方〉
地域の開発に住民は口をそろえて反対している。

5. 목

首が回らない
〈意味〉 借りや借金などが増えて苦しいこと。
〈使い方〉 借金がかさんでどうにも首が回らない。

首をかしげる
〈意味〉 疑問または不審に思うこと。
〈使い方〉 彼の論理にはどうしても同意できず、思わず首をかしげてしまった。

首をたてに振る
〈意味〉 承知または賛成する。うなずく。
〈使い方〉 武器を作れと命じられたが、首を縦に振ることはできなかった。

首を突っ込む
〈意味〉 関心や興味をもってあることに関係すること、または深入りすること。
〈使い方〉 他人の喧嘩に首を突っ込むと大変なことになる。

首を長くする
〈意味〉 期待して待つこと。
〈使い方〉 彼からの手紙を首を長くして待つ。

鬼の首をとったよう
〈意味〉 実際にはたいしたことをしていないのに、大げさに振舞う様子。
〈使い方〉 他人のミスを見て鬼の首をとったように喜ぶことは恥ずかしいことだ。

6. 어깨

肩をすくめる
〈意味〉 当惑、疑い、不本意などの気持ちを表すしぐさ。
〈使い方〉 机の上に積まれた宿題の山に、彼は肩をすくめた。

肩を貸す
〈意味〉 物を一緒に担ぐ。助ける。
〈使い方〉 助けがいるときはいつでも言って下さい。喜んで肩を貸します。

肩を並べる
〈意味〉 横に並ぶ。同じ位置、同じ程度の実力を持つ。
〈使い方〉 私はスキーを始めて10年目だが、今やプロと肩を並べるほどの実力の持ち主になった。

肩の荷が下りる
〈意味〉 責任や負担から解放される。
〈使い方〉 娘が結婚してやっと肩の荷が下りた。

肩が凝る
〈意味〉 疲れる。気詰まりである。
〈使い方〉 彼と話をしていると肩が凝って仕方がない。

肩にかかる
〈意味〉 責任や仕事がその人にかぶさること。
〈使い方〉 国の運命が大統領の方にかかっていた。

7. 팔

腕によりをかける
〈意味〉 自分の能力や技術を最大限に発揮する。
〈使い方〉 外地にいる兄が久しぶりに帰ったので、今夜の夕食は母が腕によりをかけて料理をつくるだろう。

腕を上げる
〈意味〉 技術や能力を進歩させる。
〈使い方〉 会わないうちに、山口さんはテニスの腕を上げたようだ。

腕に覚えがある
〈意味〉 自分の力、能力に自信がある。
〈使い方〉 あの大工は腕に覚えがあるようだ。図面も見ないで、あっという間に机を作り上げるなんて、大したものだ。

腕が立つ

〈意味〉
技量がきわめて優れている。

〈使い方〉
腕の立つ大工を紹介してくれたので、滞っていた工事が上手くいきそうだ。

腕をさする

〈意味〉
自分の力を発揮したくて機会を待つ様。

〈使い方〉
社内旅行のカラオケ大会で腕をさすって出番を待ったが、結局出る幕がなかった。

腕が立つ

〈意味〉
技量がきわめて優れている。

〈使い方〉
腕の立つ大工を紹介してくれたので、滞っていた工事が上手くいきそうだ。

8. 손/손가락

猫の手も借りたい
〈意味〉 とても忙しくて人手が足りないようす。
〈使い方〉 年末の大掃除は猫の手も借りたいほど大変だ。

手塩にかける
〈意味〉 色々世話をしながら大切に育てる。
〈使い方〉 手塩にかけて大事に育てた盆栽を、大事に人にプレゼントする。

手に余る
〈意味〉 自分の能力では対応できないこと。
〈使い方〉 こんな大きな賞を頂くなんて、手に余る喜びです。

手の裏をかえす
〈意味〉 言葉や態度ががらりと変わること。
〈使い方〉 昨日と今日とでは手の裏をかえして、言うことが違う。

手を抜く
〈意味〉 必要な手間を省く。
〈使い方〉 一世一代の大きなプロジェクトに参加するのだから、決して手を抜くことがないよう全力を尽くそう。

手をこまねく
〈意味〉 何もしないで傍観する。手をつけかねる。
〈使い方〉 連続通り魔事件に警察は手をこまねいてばかりいる。

指をさされる

〈意味〉
自分の知らないところで悪口をいわれる。

〈使い方〉
「人に指をさされるようなことはするな」と幼い頃から親にしつけられた。

指一本も差させない

〈意味〉
少しの干渉、非難もさせない。

〈使い方〉
この仕事には他人に指一本も差させないつもりだ。

指をくわえる

〈意味〉
うらやましがる。恥ずかしそうにする。

〈使い方〉
同僚の昇進を指をくわえてみる。

9. 가슴

胸がさわぐ
〈意味〉 心配ごとや、いやな予感がすること。
〈使い方〉 夜中に急に電話のベルがなった。田舎に住んでいる母に何かあったのではないかと、胸がさわいだ。

胸がつぶれる
〈意味〉 驚きや悲しみなどのため苦しむ。
〈使い方〉 病気に苦しむ娘を見ていると、胸がつぶれる思いだ。

胸に刻む
〈意味〉 忘れないように覚えること。
〈使い方〉 父の遺言を胸に刻み、一生懸命生きるつもりだ。

胸を突く
〈意味〉 はっとして驚くこと。思いが急につのること。
〈使い方〉 子供の言葉にはっと胸が突かれる。

胸を割る
〈意味〉 心の中の本心を打ち明けること。
〈使い方〉 これまでのわだかまりは忘れて、今日は胸を割って本心を語ろう。

胸を焦がす
〈意味〉 夢中になること。
〈使い方〉 青春時代には誰でも一度は胸を焦がす恋をするものだ。

10. 배

腹がすわる
〈意味〉 度胸がある。
〈使い方〉 死を覚悟に腹をすわらせて、決勝戦をむかえる。

腹の虫がおさまらない
〈意味〉 あまりにも腹立たしくて我慢ができないこと。
〈使い方〉 そんななまやさしい謝り方では、腹の虫がおさまらない。

腹をかかえる
〈意味〉 とても可笑しくて大笑いすること。
〈使い方〉 漫才を見ながら久しぶりに腹をかかえて笑い転げた。

腹を探る
〈意味〉 相手の考えを知ろうとそれとなく伺う。
〈使い方〉 どうも交渉相手はこちらの腹を探ろうとしているらしい。

腹を立てる
〈意味〉 怒ること。
〈使い方〉 水をこぼして謝らないウェイターの対応に父は大変腹を立てた。

腹を下す
〈意味〉 腹をこわして下痢をする。
〈使い方〉 悪くなった牛乳を飲んで腹を下した。

11. 다리

揚げ足をとる
〈意味〉 人のいい間違いや言葉の一部分だけをとらえて、困らせる。
〈使い方〉 お互いい揚げ足ばかりとっていると、有意義なディスカッションにはならない。

足がでる
〈意味〉 経済的に収入より出費が多くなる。隠していたことが他の人に知れてしまう。
〈使い方〉 今月は予想外の出費が重なり、足がでてしまった。

足を引っ張る
〈意味〉 他の人の邪魔になる。
〈使い方〉 駅伝マラソンの選手に選ばれたからには、他の選手の足を引っ張らないよう頑張らなくては。

足が地に着かない
〈意味〉 考え方や行動がふらついていて、しっかりしていない。
〈使い方〉 教授に卒業後何がしたいかと聞かれて芸能人になりたいと答えた山田君は、足が地に着いていないと叱られた。

足が棒になる
〈意味〉 長く歩いたり立っていたりして足の筋肉がかたくなる。
〈使い方〉 母のショッピングに付き合わされて一日中歩き回ったら、足が棒になってしまった。

足を洗う
〈意味〉 悪い仲間や好ましくない生活から離れる。
〈使い方〉 やくざから足を洗い10年間板前修業を積んだ山口さんは、今や一躍有名な料理人だ。

浮き足立つ
〈意味〉 不安や恐れで逃げ腰になる。
〈使い方〉 我が軍の攻撃に敵は浮き足立ってしまい、危機一髪の瀬戸際に立たされた。

すねをかじる
〈意味〉 一人で自立できないこと。養われていること。
〈使い方〉 最近は、大学生になっても親のすねをかじっている学生が多いらしい。

膝を交える
〈意味〉 訳隔てなく交流すること。
〈使い方〉 小学校の同級生に十数年ぶりに会い、嬉しさのあまり夜通し膝を交えて語り合った。

IX. 부록

1. 종합건강검진결과표
2. 건강검진
3. 뇌혈관, 척추
4. 한방의원
5. PET-CT
6. 치과
7. 신체부위 명칭
8. 몸의 증상

1. 総合健康診断結果表

総合健康診断結果表

姓名:

性別:　　　　　　　年齢:　　　　　　　　　検査日時:

検査項目		参考基準値		結果値				参考内容
		数値	単位	今回		前回		
☞ **身体計測**								
身長			cm					〈肥満度〉 90%以下: 低体重 110～120%: 過体重 〈体質量指数〉 肥満: 25以上
体重			kg					
標準体重			kg					
肥満度			%					
体質量指数			kg/m²					
血圧		/	mmHg					140～90mmHg以上 高血圧
腰周り / 尻周り		/						
☞ **眼科検査**								
眼底撮影								
				左	右	左	右	
視力								
眼圧	1回	10−21	mmHg					21mmHg増加時、緑内障関連
	2回	10−21	mmHg					
	3回	10−21	mmHg					
☞ **聴力検査**								
周波数	1000Hz	0−20	dB					20dB増加時、聴力低下
	2000Hz	0−20	dB					
	4000Hz	0−20	dB					
	8000Hz	0−20	dB					
☞ **血液学的検査**								
白血球(WBC)		4.0−10.0	10^3/UL					

赤血球(RBC)	男: 4.2−6.3 女: 4.0−5.4	10^3/UL			
血色素(Hb)	男: 13−17 女: 12−16	g/dl			
赤血球容積(Hct)	男: 39−52 女: 36−48	%			
平均血球容積(MCV)	男: 81−96 女: 79−95	fl			
平均血球血色素(MCH)	男: 27−33 女: 26−32	pg			
平均赤血球色素濃度(MCHC)	32−36	g/dl			
赤血球粒度分布幅(RDW)	11.5−14.5	%			
血小板(Platelet)	130−400	10^3/UL			
血小板に関係した数値(PCT)	0.150−0.320	%			
平均血小板容積(MPV)	7.4−10.4	fl			
血小板に関係した数値(PDW)	11.5−17.5	%			
好中球(E-Neutro)	42.2−75.2	%			
リンパ球(E-Ltmph)	20.5−51.1	%			
単核球(E-Mono)	1.7−9.3	%			
好酸球(E-Eosino)	1.0−5.0	%			
好塩基球(E-Baso)	0.0−2.0	%			
血液型(Blood Type)	ABO/Rh			/	

☞ 生化学検査

肝機能	AST(SGOT)	0−40	IU/L		増加時、肝機能異常
	ALT(SGPT)	0−40	IU/L		
	ASK-Phosphatase	134−343	IU/L		
	r-GTP	16−73	IU/L		
	ビリルビン(Bilirubin)	0.2−1.2	mg/dL		
	直接ビリルビン	0.0−0.5	mg/dL		
	乳酸脱水素酵素 (LDH)	127−228	IU/L		

	総タンパク (Total protein)	6.0−8.0	g/dl		減少時、異常所見
	アルブミン(Albumin)	3.3−5.2	g/dl		
腎機能	血液尿素窒素(BUN)	10−26	mg/dL		増加時、腎臓機能低下
	クレアチニン (Creatinine)	0.7−1.4	mg/dL		
尿酸(Uric Acid)		3.0−7.0	mg/dL		通風、尿路結石
糖尿	血糖(Glucose)	70−100	mg/dL		増加時、糖尿病
	HB A1C	4.8−6.2	%		
脂質	総コレステロール T-Cholesterol	〈 240	mg/dL		増加時、高脂血症
	中性脂肪(Triglyceride)	〈 200	mg/dL		
	低密度コレステロール(LDL)	〈 130	mg/dL		
	高密度コレステロール (HDL)	男: 40−60 女: 45−60	mg/dL		減少時、糖脈硬化症関連
電解質	カルシウム(Calcium)	8.1−9.7	mg/dL		各種基本細胞機能 関連物質カルシウム、リン(特に、骨代謝関連)
	リン(Phosphorus)	2.5−4.5	mg/dL		
	ナトリウム(Sodium)	135−145	mEq/L		
	カリウム(Potassium)	3.5−5.5	mEq/L		
☞ 尿検査					
色(Color)		Straw			
Appearance		Clear			
酸度(PH)		4.5−8.0			
比重(SG)		1.005−1.030			
尿蛋白(Albumin)		(−～TR)			陽性時、蛋白尿
尿糖(Glucose)		(−)			陽性時、糖尿病の疑い有り
ケトン体(Ketone)		(−)			
ウロビリノーゲン(Urobilincgen)		(〈 +)			
ビリルビン(Bilirubin)		(−)			

亜硝酸塩(Nitrite)	(−)			陽性時、尿路感染
尿潜血(Occult Blood)	(−)			陽性時、血尿
WBC(Stick test)	(−)			陽性時、膿尿
赤血球(RBC)	0−2 /HPF			顕微鏡的血尿有無
白血球(WBC)	0−2 /HPF			顕微鏡的膿尿有無
扁平上皮細胞	0−2 /HPF			
微量蛋白尿	0−30 mg/gm			
☞ **検便検査**				
寄生虫(Parasite)				
原虫(Protozoa)				
潜血OB(Immu.Lat.)	陰性			胃腸管の出血性病変
☞ **肝炎ウイルスマーカー(Stool Examination)**				
B型肝炎 S抗原(HBs-Ag)	陰性			陽性時、保有者
B型肝炎 S抗体(Anti-HBs)				陽性時、免疫形成
B型肝炎 C抗体(Anti-HBc)				
B型肝炎 E 抗原	陰性			陽性時、伝染の可能性有り
B型肝炎 E 抗体				陽性時、伝染の可能性低い
C型肝炎抗体 (Anti-HCV)	陰性			陽性時、C型肝炎の確認要
☞ **炎症関連血液検査**				
RA(定性)	陰性			リウマチ・関節炎因子
ESR(血沈)	男: 0−15 女: 0−20 mm/hr			炎症性疾患関連
☞ **蛋白免疫検査**				
C−反応性蛋白	〈=0.33 mg/dL			炎症性疾患及び動脈硬化症
☞ **免疫血清検査(Serologic Test)**				

VDRL(定性)	陰性			T.Pallidum菌感染
Anti-HIV	陰性			後天性免疫欠乏症
☞ **甲状腺機能検査(Thyroid Function Test)**				
Free-T4	0.8−1.9 ng/dl			異常所見時、甲状腺疾患
TSH	0.4−5.0 uU/ml			
☞ **腫瘍マーカー(Tumor Marker)**				
a FP	〈5 IU/ml			増加時、肝疾患
CEA	〈6 ng/ml			増加時、大腸及び消化器系疾患、過度喫煙
CA19-9	〈37 U/ml			増加時、膵臓疾患及び胆管系疾患
PSA	〈3 ng/ml			増加時、前立腺疾患
☞ **女性精密血液検査**				
FSH(卵胞刺激ホルモン)	mlu/ml			閉経有無
CA125	〈35 U/ml			増加時、卵巣及び子宮疾患
☞ **心臓精密血液検査**				
ホモシステイン(Homocystein)	5−15. umol/L			増加時、動脈硬化症
C-PEPTIDE	1.06～3.53 ng/ml			
☞ **肺精密検査**				
喀痰細胞学的検査(Sputum Smear)				喀痰内細胞異常の有無
抗酸菌集菌塗抹検査 1回	陰性			陽性時、喀痰内結核菌
抗酸菌集菌塗抹検査 2回	陽性			

今回	前回
☞ **肺機能検査**	
☞ **心電図検査**	

☞ 子宮癌検査

☞ 甲状腺精密血液検査

Anti TG-AB	〈60	u/ml			異常所見がある場合、甲状腺疾患
Anti-microsome-AB	〈60	u/ml			
TSH-R-AB(TSH)	〈2	In/L			

☞ 総合所見書

2. 健康検診

「健康かつ美しい社会建設」 これは○○病院が追及する社会です。西洋医学/韓方医学協診による第3の医学創造を目標に誠実に努力してきた○○病院は、多くの方々の声援により西洋医学/韓方医学協診による総合健康診断センターを開設し、運営しています。

専門人材と最先端医療装備を備えた西洋医学/韓方医学総合検診センターは、西洋医学による健康診断は勿論、化学科された体系的な方法で韓方医学による健康診断まで実施しますので、正確な健康診断の結果を得ることができ、各種疾病を早期に発見・治癒することができます。

健康診断センターでは、韓方特有の四象測定法により検診者の体質を分類し、適切な処方や個人の体質に合わせた健康指導を行っています。

弛まぬ努力を続ける○○病院西洋医学/韓方医学協診総合健康診断センターで、皆様の健康な暮らしをお守りください。

〈総合健康検診プログラムの案内〉

- 総合検診: 身体計測、体脂肪分析及び肥満度測定、眼科検査、聴力検査、呼吸器、循環器検査、血液検査、尿検査、便潜血反応検査、腹部超音波、消化器検査、韓方電子脈心検査
- 選択精密検査 – 肺精密: 肺機能検査、胸部CT、喀痰検査
  – 脳精密: ホモシスティン
  – 女性精密: 骨密度検査、子宮癌検診、膣超音波、乳房超音波、乳房撮影(マンモグラフィー)、ホルモン検査、卵巣癌
  – 消化器: 腫瘍マーカー検査、大腸内視鏡、腹部CT
  – 心臓精密: 心臓超音波、ホモシスティン

3. 脳血管、脊椎

1) 一般検査

脳血管、脊椎センター内のリハビリ医学科で行われる検査の種類は、患者の状態によって次の通りです。

(1) 神経学的検査: 神経学的欠損による異常有無を確認できます。
(2) 関節可動領域検査: 関節可動領域の制限及び構築程度を知ることができます。
(3) 筋力検査: 麻痺筋肉及び残存筋肉の筋力の程度を把握するために必要です。
(4) 機能的尺度: 機能的な日常生活動作の制限の程度及び推移を知ることができます。
(5) 側弯症検査: 成人及び青少年の側弯症に関する検査です。
(6) 手指部機能検査: 手及び指の微細動作に関する検査です。
(7) 認知症検査: 認知障害を知るための検査です。
(8) 足経検査: 体重負荷状態での足底の形、脚の裏のアーチの変形及びかかと側の整列状態を確かめる検査です。
(9) 嚥下障害検査: 色々な方法の飲み込み機能検査で、飲み込み障害の原因を把握します。

2) 特殊検査、筋電図

脳損傷がある場合は、脊椎神経筋損傷可否を知るため必要であり、脊椎損傷及び抹消神経損傷がある場合は、神経損傷の部位、程度、回復有無、そして予後判定のために必ず必要な検査です。

(1) 神経伝導検査:　末梢神経の暫時、大きさ、神経伝達速度をコンピューターにより定量化し、異常可否を確認する検査です。
(2) 針筋電図検査:　針の電極を筋肉内に挿入し、筋肉内の非正常な波形活動を把握し、脊髄神経筋そして神経及び筋肉の損傷度、再生可否及び神経変化の水位を確認する検査です。

該当疾患は次の通りです。

① 腕/足の痺れ、異常感覚、筋肉麻痺
② 手足の痺れ
③ 顔面神経麻痺
④ 神経-筋肉接合部疾患
⑤ 筋肉病

3) リハビリ治療

一般的な検査や筋電図検査を通して生涯状態に関する診断及び治療計画を立てます。その理由は、中枢神経系を中心とした段階的で多様な求心性および遠心性刺激が患者の姿勢調節機能や麻痺側運動調節機能の回復および向上に大きな力となるからです。

(1) 急性期: 脳損傷及び脊椎損傷後は、手術や施術などにより損傷部位を治療し、

(2) 亜急性期からは関節がかたくなったり筋力弱化、心肺機能の減少、これによる体の中のホルモンの非活性化により回復期に及ぼす否定的影響を最大限に減少させ、合併症を予防するために協診－リハビリ治療を始めます。

(3) 長期的かつ慢性的には、患者が日常生活の動作をできるだけ独立的に遂行し、自立することができるようにすることにリハビリ医療の意義があるといえよう。

4. 韓方病院

韓方病院診療案内

1) 中風クリニック

ストレス、食べ物不調整、飲酒や過労などの原因により陰陽が失調し、臓部の気が偏向することで気血が錯乱する原因により意識障害、運動障害、言語障害などの症状が急に現れる様相を中風と呼びます。その前兆症を観察し、予防に注力することが最善策であり、既に発生した後にはその後遺症を最小化し再発防止に力を注がなければならいません。

2) 代謝症候群(メタボリック症候群)クリニック

メタボリック症候群とは、「インスリン抵抗症候群(IRS)」と同じ意味で、高血圧腹部肥満、高止血症、糖尿、凝固障害などの心血管疾患の危険要因が同時多発的に発生する現象をいいます。最近急増している各種生活習慣病(成人病)の一つの疾患群といえますが、このようなメタボリック症候群が怖いのは国内で死亡率1位の疾病である脳卒中、心臓疾患、糖尿病を誘発し、その合併症により死に至るからです。

早期に発見し積極的に管理するなら、疾患にかからずより良い生活の質を楽しむことができるでしょう。

3) 肥満クリニック

理想的な体重は、美的理由とともに高血圧、糖尿、心臓病、関節炎などの成人病とその合併症予防のためい必ず必要であり、現代人が望む無病長寿の必須条件です。

韓方の丸薬や湯薬、電気分解針、電動附缸により経穴刺激、耳針などで差別化された肥満治療を行います。

4) 成長クリニック

成長は、単純に背に限ったものではなく人生の土台を積む事です。成人になっても維持される健康や体力の基礎が成長期に形成されるからです。背を高くする方法は、運動、栄養、持続的な関心が一体となったとき最高の効果を得ることができ、教育とともに百年の計を形成するものです。

5) 婦人科クリニック

(1) 不妊

現代社会はストレスや各種環境問題により、不妊夫婦が急激に増えています。しかし、不妊は原因がわからない場合も多く、この場合、韓方治療による治療率が高いです。漢方的弁証を通した身体のアンバランス状態を正しく調整し、自然妊娠の可能性を十分に高めることができます。不妊治療は、夫婦治療が望ましく、互いの愛と理解を通して持続的に努力する必要があります。

(2) 産後の肥立ち

産後の肥立ちが悪いと関節痛、めまい、冷え汗の症状などが現れ、産後風により一生苦しむことになります。

母乳授乳をする場合は、胎児のためにも健康な母親が必要であるため、産後の体調を正常化するため韓方治療をお勧めします。

6) 鼻のクリニック

(1) アレルギー性鼻炎

アレルギー性鼻炎は体質上肺臓の気が生まれつき弱いか、内部的エネルギーが不足な人に現れます。長く持続する場合、気道に炎症を誘発し心臓に負担を与える可能性があり、精神的な疲労感、集中力の低下及び成長不振など、成長期の子供の肉体的、精神的成長発達に大きな問題を招来する可能性があり、適切な治療が必要です。

(2) 蓄膿症

蓄膿症は黄色い鼻水が出る症状で、韓医学では「鼻淵」といいます。原因は、悪い気運や熱が肺を侵したためであり、再発が多く、治療せず放置する場合は常にボーっとして正常な生活に支障をもたらすため、正確な弁証を通した治療が必要です。

7) 韓方検診

- 経絡機能検査(MERIDIAN)

疾患が発症する前に人体の内部臓器から発生するエネルギー状態の変調を測定し、人体生理状態の変化を早期検診する韓方診断機です。

5. PET-CT

○○病院は、核医学の最先端機器であるPET-CTを導入しました。臨床で最も多くPETを利用する分野は、癌疾患の早期診断、治療効果の判定、再発の発見などです。

特に2006年6月からはほとんどの癌疾患と一部の心臓及び脳神経疾患で医療保険が適用されており、このようなことから疾患の早期診断を通した国民健康の向上により貢献することになりました。

○○病院が導入する機器は、その中でも多重スライドCT撮影が可能な最先端機器です。○○病院は、核医学PET-CTの導入により先端医療サービスを提供し、患者の診療に最善を尽くします。

1) PET-CT

PETは、人間の体の新陳代謝に必要とされるブドウ糖のような物質や陽電子を放出する放射性同位元祖を結合させた物質を注射し全身の代謝過程を撮影する検査で、体に異常がある場合、構造的な変化より前に発生する代謝活動の異常を発見する検査であり、ここに体の構造的異常の有無を検査するCTの強みを結合させた最先端の装備です。

2) PET-CT検査の強み

癌疾患

(1) **早期診断**: PETは生化学的変化を映像化することができるため、腫瘍の形態学的変化が起こる前に診断を下すことができるように助けます。また、陽性腫瘍と悪性腫瘍を事前に区分することで、不必要な手術などを事前に防止することができます。

(2) **病期決定**: PETは癌疾患で癌細胞がどの程度広がっているかに関する病期を正確に把握することができるよう助けます。特に、全身映像をとるため、他の部位への転移も事前い把握することができ、最も良い治療方針を決定するときに大きな助けとなります。

(3) **再発の発見:** 癌を手術で除去した後に、周期的にPET撮影をすることで、再発しているかを早期に発見することができるよう助けます。

(4) **抗癌治療の効果を判定:** 抗癌治療前後にPETを行うことで、治療効果を効率的に判定することができます。これは治療時に癌の形態的変化が起こる前に癌細胞の生化学的異常が先に正常化するからです。

6. 歯科

1) 歯の構造

外から見ると、歯は単純に硬い物質でできているかのように見えます。しかし、断面図を見ると特殊化された複雑な構造物であることが分かります。

치관: 歯冠	치근: 歯根
범랑질: エナメル質	치은: 歯肉、歯ぐき
상아질: 象牙質	치수강: 歯髄腔
치수: 歯髄	치주인대: 歯周靭帯
부근관: 副根管	치근단공: 歯根尖孔
치조골: 歯槽骨	

(1) **エナメル質(琺瑯質)**: 歯を覆っている光沢のある硬い組織で、人体の中で最も硬い組織です。噛んだり、噛み砕いたり、歯ぎしりしたりするときに顎にかかる力は、約60～70kg位だと言われています。それだけの力がエナメル質に加えられるのです。

(2) **象牙質**: 歯のほとんどを構成する組織です。象牙質は触ってみると硬くてしっかりしていますが、顕微鏡で見ると微細な孔が沢山ある組織です。唾液の中に存在する虫歯を誘発する細菌から守るため、象牙質は必ずエナメル質や人工歯冠で覆わなくてはなりません。

(3) **歯髄**: 血管と神経を含む軟組織です。歯髄は、歯が成長・発育する時期に栄養を歯に供給します。歯が成熟すると、歯髄の機能は感覚機能だけになります。成熟した歯は、歯髄がなくても大きな問題はありません。万が一歯髄組織に損傷がある場合、歯医者は根幹(神経)治療をします。

(4) **歯槽骨**: 歯の歯根は歯槽骨に固定されています。健康な歯は歯槽骨を刺激し、健康な状態を維持します。

(5) **歯周じん帯:** 子供が好きなメリーゴーランドの馬と土台をつなげるスプリングのように、歯を支えたり骨につなげる役割をします。歯周じん帯は、噛んだり噛み砕くなどの刺激に対し、歯と歯槽骨の間でクッションの役割を果たします。

(6) **歯茎:** 歯肉とも言います。歯茎は、歯頸部の周りを囲む組織です。食後の歯磨き、1日1回のデンタルフロスで歯茎を健康に保つことができます。歯茎の疾患は骨の損失をもたらす可能性があるため、特に気をつけなければなりません。歯茎の疾患は、歯根を露出させ、虫歯を促進させます。

審美性が強調される前歯は、抜歯と同時に臨時修復物を装着することも可能なので、日常生活に支障をきたす事はありません。

2) インプラント

インプラントは、人工義歯または第3の歯とも呼ばれます。歯の欠損がある部位や歯を抜いた場所に人の体に適したインプラントの本体を埋め込み、自然歯の機能を回復させる歯科治療術式です。正常な機能が維持されている顎の骨と植立されたインプラント本体表面とが骨癒着した後に、インプラントの補綴を装着します。

インプラントの治療過程は、大きく手術前検査、1次手術、2次手術、補綴物の装着、維持管理の段階に分けることができます。1次手術で、歯茎の中の顎の骨に入ったインプラントは骨組織がその周りに張り付き治癒・固定する期間が必要です。この期間は、正常の場合は下顎が3～4ヶ月、上顎が5～6ヶ月程度かかります。しかし、この期間は患者の体の状態や骨の状態によって異なります。この期間が過ぎれば、歯茎を開き歯を装着するために歯茎の外側に柱を連結する2次手術を行います。2次手術は、場合によって省略されることもあり、インプラントの条件によっては必要のない場合もあります。

審美性が強調される前歯は、抜歯と同時に臨時修復物を装着することも可能 なので、日常生活に支障をきたす事はありません。

3) ホワイトニング

専門家による歯のホワイトニングとは、歯を白くするホワイトニング材を利用して歯に損傷を与えずに、白く輝く歯に変えたり、変色または色素沈着した歯を元の色に回復させる治療です。ホワイトニングによって明るく輝く微笑を取り戻すことができ、また対人関係においても良い関係を築くことができます。

ホワイトニング治療は、以下の方法で行われます。

(1) まず、歯に付着しているプラークや異物を取り除ききれいに洗浄します。

(2) 洗浄後、歯の表面を十分乾燥させます。

(3) 高濃度のホワイトニング剤を歯に塗布し、30分～1時間程待ちます。
(この時、反応を促進させるためにレーザーを利用します)

歯のホワイトニングには、色々な種類の酸化化合物が漂白剤として使われます。代表的な物質には、過酸化水素や過ホウ酸ナトリウムがあります。このような物質が水と結合することで発生期酸素が発生し、歯の微細な孔に入って変色をもたらす原因物質を酸化させ、目に見えない小さな物質に分解させることで漂白作用を起こします。

患者によってホワイトニングの治療効果の持続期間には差がありますが、一般的に1～3年程度で再治療が必要だといわれています。煙草やコーヒーなどの変色を誘発する物質を避ければ、効果はより長続きします。しかし、再度変色した場合でも、最初の状態に戻ることはありませんし、再来院して治療すれば白い歯を取り戻すことができます。

よく、ホワイトニング治療を受けると歯が弱くなると誤解されることがありますが、ホワイトニング治療は、歯を削ったり材料を貼り付けるなどの方法は使いません。また、安定性が既に立証されている薬剤のみを使います。ですから、医者の指示に従えば、大変安全な術式といえます。

7. 신체부위 명칭

1) 전신(全身, ぜんしん)

한국어	日本語	한국어	日本語
머리카락	かみ(かみ　け) 髪(髪の毛)	손	て 手
머리	あたま 頭	배	なか お腹
얼굴	かお 顔	배꼽	へそ お臍
목	くび 首	둔부(엉덩이)	でんぶ(しり) 臀部(尻)
목덜미	うなじ	다리	あし 脚
어깨	かた 肩	대퇴부	ふともも 太腿
가슴	むね 胸	무릎	ひざ 膝
등	せなか 背中	허벅지	ふくらはぎ
허리	こし 腰	복사뼈	くるぶし
윗몸	どう 胴	발꿈치	かかと
팔	うで 腕	발	あし 足
팔꿈치	ひざ 肘		

2) 얼굴(顔, かお)

한국어	日本語	한국어	日本語
머리카락	かみ(かみ　け) 髪(髪の毛)	귀	みみ 耳
머리	あたま 頭	귓불	みみ 耳たぶ
이마	ひたい 額	코	はな 鼻
미간	みけん 眉間	볼	ほほ 頬
관자놀이	こめかみ	입	くち 口
눈썹	まゆげ 眉毛	입술	くちびる 唇
속눈썹	まつげ 睫	턱	あご 顎
눈	め 目	혀	した 舌
눈동자	ひとみ 瞳	이	は 歯
눈초리	めじり 目尻		

3) 팔다리(手足, てあし)

한국어	日本語	한국어	日本語
손가락	ゆび 指	전완	ぜんわん 前腕
엄지손가락	おやゆび 親指	팔꿈치	ひじ 肘
검지	ひとさ　ゆび 人差し指	다리	あし 脚
중지	なかゆび 中指	대퇴부	ふともも 太腿
약지	くすりゆび 薬指	무릎	ひざ 膝
새끼손가락	こゆび 小指	정강이	すね 脛
손	て 手	발	あし 足
손바닥	てのひら 掌	발목	あしくび 足首
상완	じょうわん 上腕	복사뼈	くるぶし
손등	て　こう 手の甲	발바닥	あし　うら 足の裏
손목	てくび 手首	발등	あし　こう 足の甲
팔	うで 腕	발가락	あし　ゆび 足の指

4) 내장기관(内臓器官, ないぞうきかん)

한국어	日本語	한국어	日本語
혈관	けっかん 血管	췌장	すいぞう 膵臓
갑상선	こうじょうせん 甲状腺	담낭	たんのう 胆嚢
식도	しょくどう 食道	대장	だいちょう 大腸
심장	しんぞう 心臓	간장	かんぞう 肝臓
위	い 胃	소장	しょうちょう 小腸
폐	はい 肺	직장	ちょくちょう 直腸
십이지장	じゅうにしちょう 十二指腸	방광	ぼうこう 膀胱
비장	ひぞう 脾臓	항문	こうもん 肛門
신장	じんぞう 腎臓		

5) 구강(口腔, こうこう)

한국어	日本語	한국어	日本語
입술	くちびる 唇	어금니	おくば 奥歯
이	は 歯	구개수, 목젖	こうがいすい 口蓋垂
윗니	うわば 上歯	사랑니	おやしらず 親不知
앞니	まえば 前歯	혀	した 舌
입천장	こうがい 口蓋	아랫니	したば 下歯
덧니	やえば 八重歯		

8. 몸의 증상

1) 머리(頭)

	일본어 표현	한국어 표현
頭が～です/ます	痛い 重い ボーっとする 朦朧とする	머리가 아프다 머리가 무겁다 머리가 멍하다 머리가 몽롱하다
～がします	軽い頭痛 激しい頭痛 偏頭痛	가벼운 두통이 있다 심한 두통이 있다 편두통이 있다
～があります	鈍いじわじわした痛み 鋭い刺すような痛み 頑固な痛み 意識障害 熱 微熱 高熱 めまい(立ちくらみ)	둔한 통증이 있다 찌르는 듯한 통증이 있다 지속적인 통증이 있다 의식장애가 있다 열이 있다 미열이 있다 고열이 있다 어지럼증이 있다
～です	物忘れがひどい	건망증이 심하다

2) 눈(目)

	일본어 표현	한국어 표현
目が～です	痛い かゆい	눈이 아프다 눈이 가렵다
目が～ます	赤く充血する 疲れる ヒリヒリする かすむ	눈이 빨갛게 충혈되다 눈이 피로하다 눈이 따끔따끔하다 눈이 흐릿하다
(視力が)～なります	部分的に弱く 片方が弱く 悪く 夜になるとよく見えなく 視野が狭く 光に敏感に 物がだぶって見えるように 浮遊物が見えるように	시력이 부분적으로 약해지다 한쪽 시력이 약해지다 시력이 나빠지다 밤이 되면 잘 보이지 않다 시야가 좁아지다 빛에 민감해지다 물건이 겹쳐 보이게 되다 부유물이 보이게 되다
～ます	目やにが出る 涙が出る まぶたが腫れる 老眼がある	눈곱이 생기다 눈물이 나다 눈꺼풀이 붓다 노안이 있다

3) 코(鼻)

	일본어 표현	한국어 표현
鼻が～ます	詰まる むずむずする	코가 막히다 코가 근질근질하다
鼻が～です	かゆい 痛い	코가 가렵다 코가 아프다
鼻水が～です/ます	出る 止まらない 黄色い 透明 喉に下がる	콧물이 나오다 콧물이 멈추지 않다 콧물이 노랗다 콧물이 투명하다 콧물이 목으로 넘어가다
～です/ます	匂いがわからない 鼻血がでる 鼻の中がはれる	냄새를 맡을 수 없다 코피가 나다 콧속이 붓다

4) 구강(口腔)

	일본어 표현	한국어 표현
歯が～です/ます	痛い しみる ぐらぐらする	이가 아프다 이가 시리다 이가 흔들리다
舌の(が)～ます	表面がザラザラ チクチク痛む	혀 표면이 거칠다 혀가 찌르듯 아프다
舌に～があります	白い斑点 裂け目	혀에 하얀 반점이 있다 혀가 갈라지다
～です/ます	飲み物がしみる 出血がある 口臭が強い 唾の分泌が多い 舌の動きが悪い (ろれつが回らない)	음료가 시리다 출혈이 있다 구취가 강하다 침 분비가 많다 혀가 잘 돌아가지 않는다

5) 귀(耳)

	일본어 표현	한국어 표현
耳が～です/ます	痛い かゆい 腫れる つまる つまった感じがする よく聞こえない	귀가 아프다 귀가 가렵다 귀가 붓다 귀가 막히다 귀가 막힌 것 같다 잘 들리지 않다
～です	言葉が聞き取りがたい 耳カス(耳垢)を取ってほしい 耳の中に何かが入って取れない	말을 알아듣기 어렵다 귀지를 빼고 싶다 귀에 뭐가 들어가서 안 빠지다
～ます	耳だれが出る 耳から膿が出る 耳鳴りがある 自分の声が響く 周囲の音が響く 音がうるさく聞こえる 音楽の音程が違って聞こえる	귀에서 고름이 나오다 귀에서 농이 나오다 귀가 울리다 자기의 목소리가 울리다 주변의 소리가 울리다 소리가 시끄럽게 들리다 음정이 다르게 들리다

6) 목(首)

	일본어 표현	한국어 표현
喉が～です/ます	痛い 腫れている 腫れて声が出ない 渇く ひりひりする 詰まった感じがする	목이 아프다 목이 붓다 부어서 목소리가 나오지 않다 목이 마르다 따끔따끔하다 목이 막힌 것 같은 느낌이다
～ます/です	喉にしこりがある 声がかれる 咳がとまらない いびきをかく 痰が詰まる 痰がからむ 血痰が出る くしゃみがでる くしゃみが止まらない ぜーぜー言う 咳がとまらない 物が飲み込みにくい	목에 응어리가 있다 목소리가 쉬다 기침이 멈추지 않다 코를 골다 가래가 걸리다 가래가 끓다 혈담이 나오다 재채기가 나오다 재채기가 멈추지 않다 숨 쉴 때마다 쌕쌕 소리가 나다 기침이 멈추지 않다 음식을 삼키기가 쉽지 않다

7) 피부(皮膚)

	일본어 표현	한국어 표현
皮膚(肌)が～ます/です	赤く腫れる 乾燥する かさかさする たるむ むくむ 張りがなくなる ただれる 油っぽい かゆい	피부가 붉게 붓다 피부가 건조하다 피부가 까칠까칠하다 피부가 쳐지다 피부가 부어오르다 피부 탄력이 없어지다 피부가 짓무르다 피부가 기름지다 피부가 가렵다
皮膚に～ができました	発疹 黒い/茶色い斑点 気泡のある発疹(水ぶくれ) いぼ 出来物 炎症 傷 皮下出血 にきび	피부에 발진이 생기다 검정색/밤색 반점이 생기다 기포가 있는 발진이 생기다 피부에 사마귀가 생기다 부스럼(종기)이 생기다 피부에 염증이 생기다 피부에 상처가 생기다 피하출혈이 생기다 피부에 여드름이 생기다

8) 복부(お腹)

	일본어 표현	한국어 표현
お腹が～です/ます	痛い 張る ごろごろ鳴る 冷える	배가 아프다 배가 팽팽해지다 소리가 나다 배가 차다
～がします	吐き気 胸焼け	구토기가 있다 가슴통증이 있다
便が～です	黒い 赤い 硬い 柔らかい	변이 검정색이다 변이 빨간색이다 변이 딱딱하다 변이 묽다
～をしています	下痢 便秘	설사를 하고 있다 변비를 하고 있다
～がでます	げっぷ しゃっくり	트림이 나오다 딸꾹질이 나오다
～があります/ありません	食欲がない 食欲がありすぎる 消化不良がある 直腸出血がある	식욕이 없다 지나치게 식욕이 있다 소화불량이 있다 직장출혈이 있다

9) 손발(手足)

	일본어 표현	한국어 표현
手/足が～ます	痛む しびれる むくむ 冷える 震える	손/발이 아프다 손/발이 저리다 손/발이 붓다 손/발이 차다 손/발이 떨리다
爪が～です/ます	折れやすい 黄ばみ	손톱이 잘 부러지다 손톱이 누렇다
指の関節が～ます/です	痛む 腫れる 変形する 動かしにくい 動かすと痛む	손가락 관절이 아프다 손가락 관절이 붓다 손가락 관절이 변형되다 손가락 관절을 움직이기 힘들다 손가락 관절이 움직이면 아프다
足の指が～ます	痛む しびれる 腫れる	발가락이 아프다 발가락이 저리다 발가락이 붓다
～です/ます	物がうまくつかめない 物をよく落とす 歩行が困難になる 腕が上がらなくなる 腕を動かすことができない	물건을 잘 잡을 수 없다 물건을 잘 떨어뜨리다 보행이 어려워지다 팔이 올라가지 않게 되다 팔을 움직일 수 없다

10) 기타(その他)

	일본어 표현	한국어 표현
体調	体がだるい 体重が減る 体重が増える 体調が悪い 上半身がのぼせる 疲れやすい 汗がでる 冷や汗がでる 寒気がする	몸이 나른하다 체중이 줄다 체중이 늘다 컨디션이 나쁘다 상반신이 상기되다 피로해지기 쉽다 땀이 나다 식은땀이 나다 한기가 들다
精神	イライラする 憂鬱感がある 元気がない 機嫌がわるい	짜증이 나다 우울감이 있다 힘이 없다 심기가 불편하다
生理	生理がこない 生理痛がある 生理がとまらない 生理不順がある 月経過多	생리가 없다 생리통이 있다 생리가 멈추지 않는다 생리불순이 있다 월경과다
尿	尿がでにくい 尿の量が少ない 尿の回数が少ない 尿の回数が多い 排尿時に痛む 尿がにごる 尿の色が薄い 尿の色が濃い 尿の色がおかしい 尿があわ立つ 血尿が出る 夜尿がある 残尿感がある	소변이 잘 안 나오다 소변의 양이 적다 소변 횟수가 적다 소변 횟수가 많다 배뇨시 통증이 있다 소변이 탁하다 소변 색이 엷다 소변 색이 진하다 소변 색이 이상하다 소변에 거품이 생기다 혈뇨가 나오다 야뇨증이 있다 잔뇨감이 있다
髪が～ます/です	ぱさつく 切れ毛がある 枝毛がある 白髪がある 円形脱毛症がある 薄毛 髪が痛む	모발이 푸석푸석하다 모발 끊김이 있다 모발 갈라짐이 있다 흰머리가 있다 원형탈모증이 있다 박모이다 모발이 상하다

참고문헌

가와바타 야스나리 저, 유숙자 역, 2002, 『설국』, 민음사.
댄 브라운 저, 양선아 역, 2004, 『다빈치코드』, 북스캔.
쓰보이 사카에 저, 김난주 역, 2004, 『24개의 눈동자』, 문예출판사.
야마자키 도요코 저, 박재희 역, 2007, 『화려한 일족』, 청조사.
에쿠니 가오리 저, 신유희 역, 2005, 『도쿄타워』, 소담출판사.
유미리 저, 김난주 역, 2000, 『여학생의 친구』, 열림원.
이와이 슌지 저, 권남희 역, 1999, 『러브레터』, 집사지.
최정화, 2005, 『외국어와 통역 번역』, 한국외국어대학교출판부.
D. Seleskovitch 저, 정호정 역, 2002, 『국제회의통역에의 초대』, 한국문화사.
일본 문부과학성 http://www.mext.go.jp/
동인병원 http://www.dong-in.or.kr/

岩井 俊二, 1998, 『ラヴレター』, 角川文庫.
川端康成, 2006, 『雪国』, 新潮文庫.
江國香織, 2001, 『東京タワー』, マガジンハウス.
柳美里, 1999, 『女学生の友』, 文春文庫.
山崎豊子, 1970, 『華麗なる一族』, 新潮文庫.

지은이 소개

최수나

1993년 서울대학교 신문학과 졸업

1997년 한국외국어대학교 통역번역대학원 한일과 졸업

2001년 한국외국어대학교 통역번역대학원 박사과정 입학

현재 한국외국어대학교 통역번역대학원 강사

한림대학교 의료관광인재양성센터 객원교수

일본어권 의료관광 서류의 번역과 작성

초판 발행 2011년 4월 13일

지은이 최수나
펴낸이 고화숙
펴낸곳 도서출판 소화
등록 제13-412호
주소 서울시 영등포구 영등포동 7가 94-97
전화 02-2677-5890
팩스 02-2636-6393
홈페이지 www.sowha.com

ISBN 978-89-8410-399-3 93320

값 16,000원